齐心鲁力——山东战『疫』全景录

刻骨铭心

——山东战『疫』的永恒瞬间

《齐心鲁力》编委会 编

山东文艺出版社

图书在版编目（CIP）数据

刻骨铭心：山东战"疫"的永恒瞬间 /《齐心鲁力》
编委会编 . -- 济南：山东文艺出版社，2020.9

ISBN 978-7-5329-6109-2

Ⅰ.①刻… Ⅱ.①齐… Ⅲ.①疫情管理－概况－山东
－ 2020 －摄影集 Ⅳ.① R181.8-64

中国版本图书馆 CIP 数据核字（2020）第 061257 号

刻骨铭心
——山东战"疫"的永恒瞬间
《齐心鲁力》编委会　编

主管单位　山东出版传媒股份有限公司
出版发行　山东文艺出版社
社　　址　山东省济南市英雄山路 189 号
邮　　编　250002
网　　址　www.sdwypress.com

读者服务　0531-82098776（总编室）
　　　　　　0531-82098775（市场营销部）
电子邮箱　sdwy@sdpress.com.cn

印　　刷　山东临沂新华印刷物流集团有限责任公司
开　　本　787 毫米 ×1092 毫米　1/16
印　　张　18.75
字　　数　260 千
版　　次　2020 年 9 月第 1 版
印　　次　2020 年 9 月第 1 次印刷
书　　号　ISBN 978-7-5329-6109-2
定　　价　68.00 元

武汉，
一个英雄之城！
一座不朽丰碑！

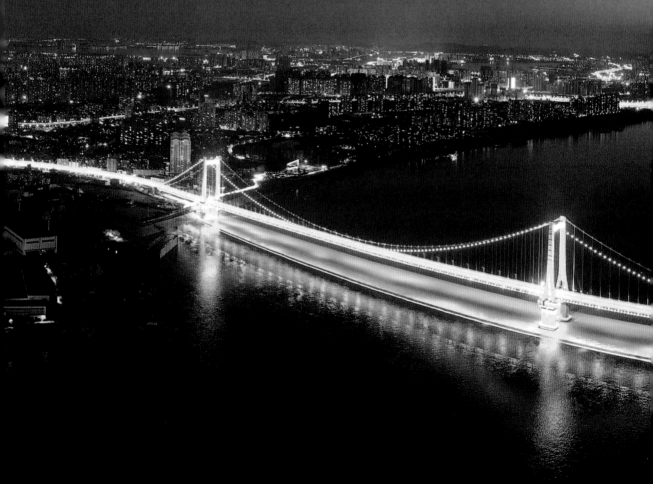

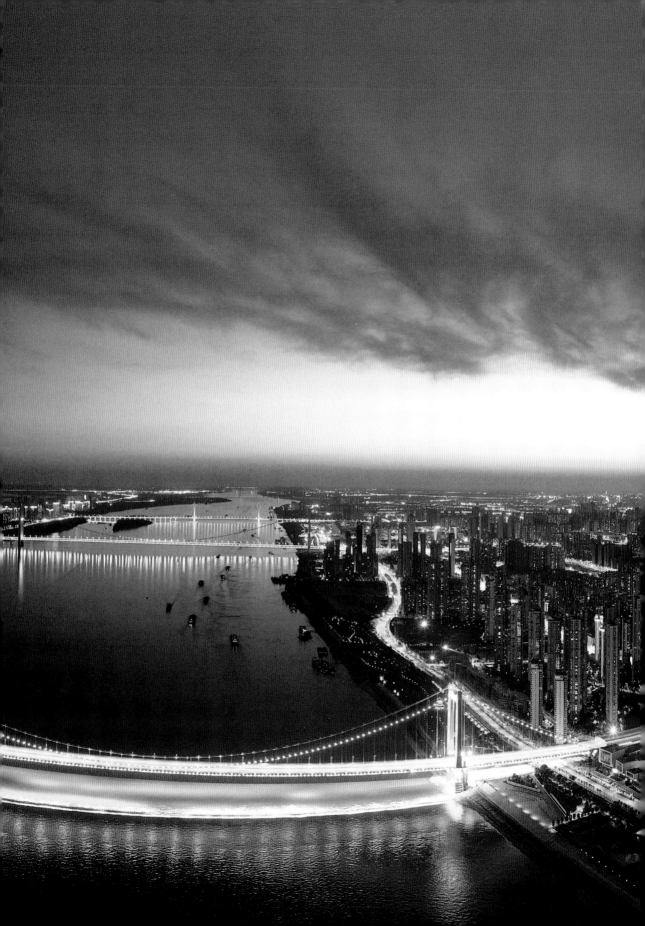

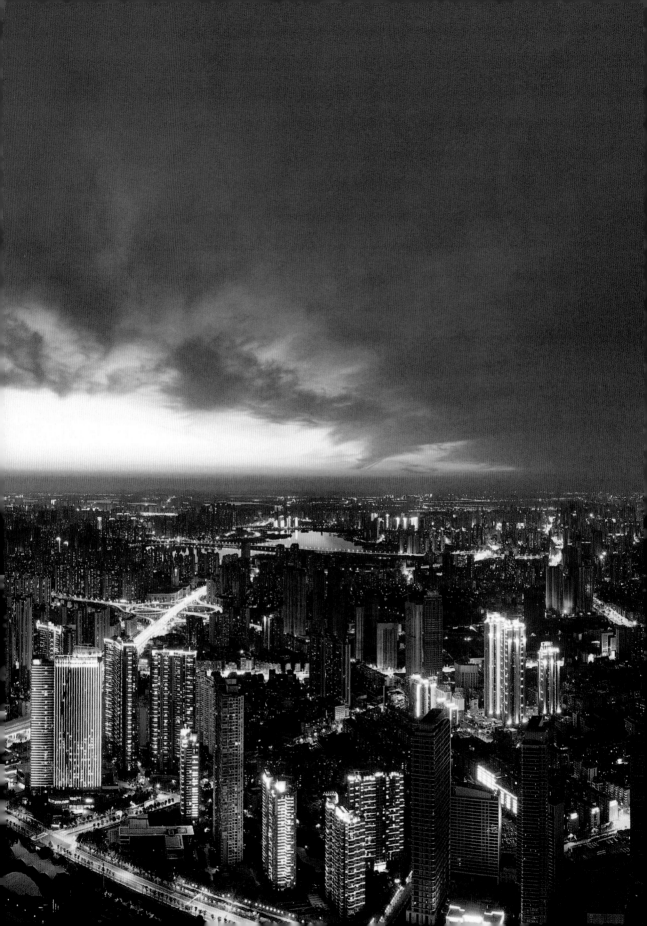

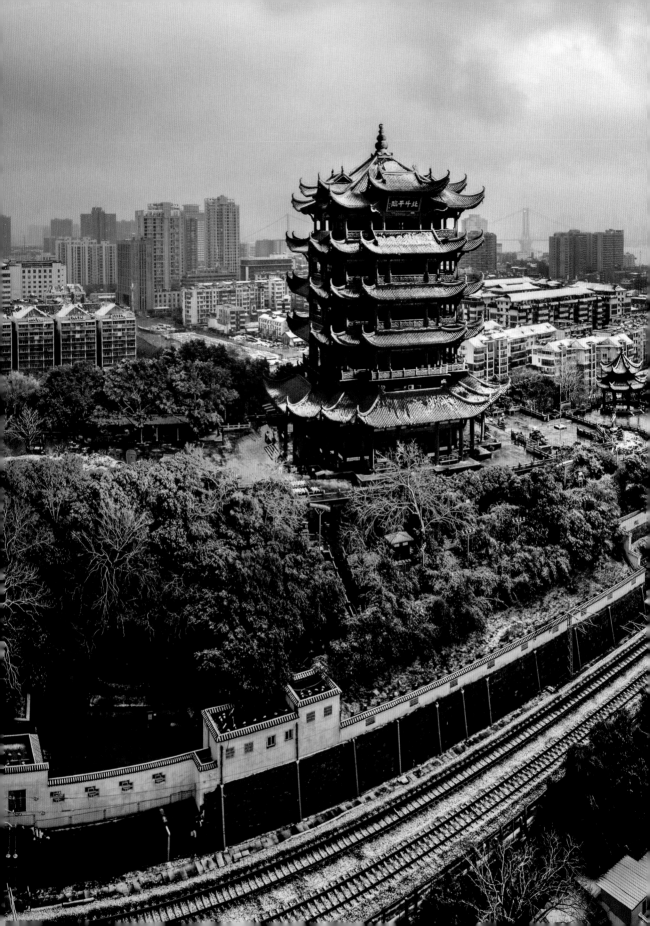

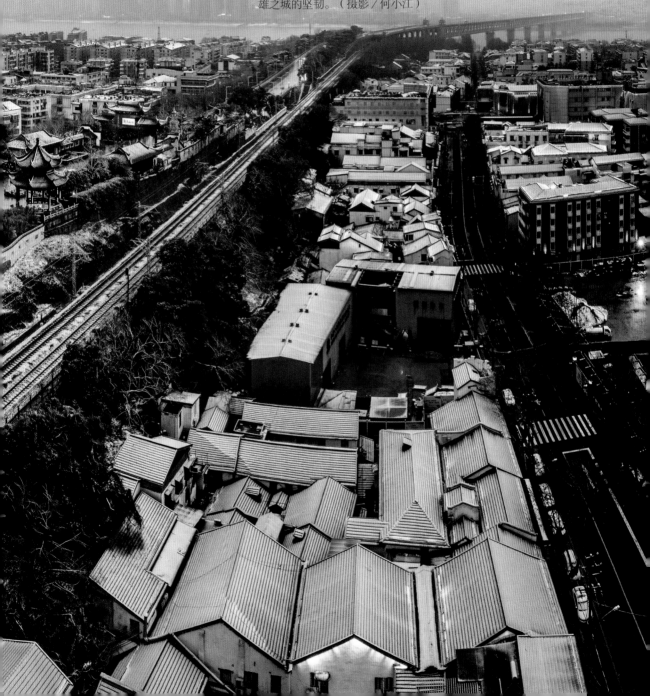

坚强

1月23日凌晨，武汉"交通封城令"公布。一座千万人级的城市按下了"暂停键"。2月15日，一场突如其来的大雪让武汉更显安静，挺立的黄鹤楼和逐渐亮起的灯光见证了这座英雄之城的坚韧。（摄影／何小江）

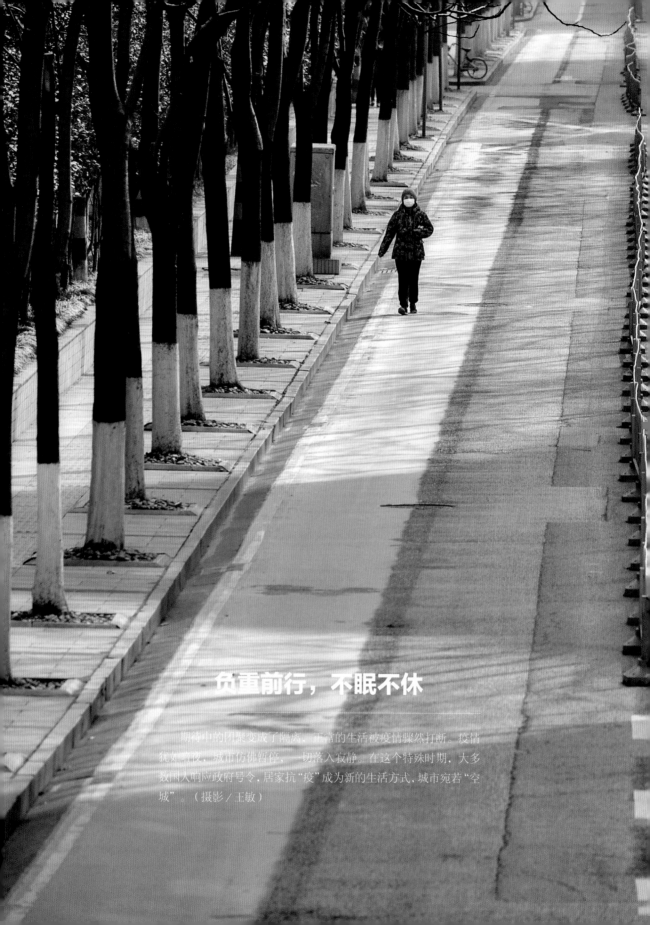

负重前行，不眠不休

期待中的团聚变成了隔离，正常的生活被疫情骤然打断。疫情
犹如暗夜，城市仿佛暂停，一切落入寂静。在这个特殊时期，大多
数国人响应政府号令，居家抗"疫"成为新的生活方式，城市宛若"空
城"。（摄影／王敏）

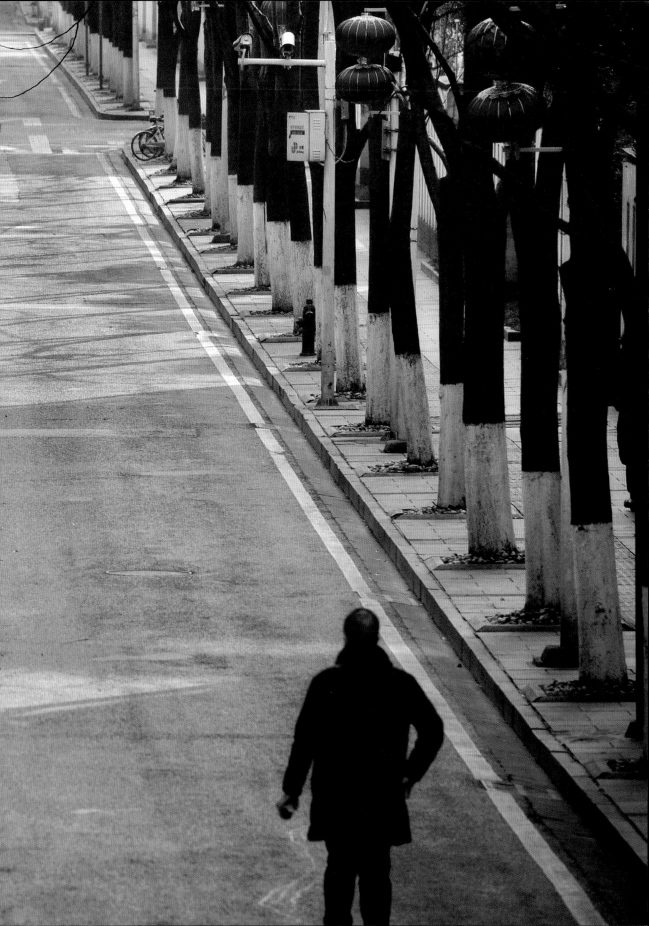

2020 年的春天，注定铭心刻骨。

新冠肺炎疫情来势凶猛，喧腾年味被瞬间封存。

不见战火硝烟，却有生死考验；没有前方后方，已是全民皆兵。在以习近平同志为核心的党中央的坚强领导下，14 亿中国人勇毅前行，在危难中挺身而出，在重压下义无反顾。

疫如寒冬彻骨，大国之韧劲和活力从未"封冻"；悲伤共希望交织，中国生长出特别力量。华夏大地上，无数力量汇集，无数暖流涌动。仁者爱人，民胞物与，山东拿出最硬家底，捧出滚烫真心，硬核"参战"，在"激活"自身最强"免疫系统"的同时，远赴黄冈"责任田"为大别山强势"撑腰"。如江水炽热奔流，齐心鲁力第一时间汇入共和国战"疫"的滚滚洪流中。

960 万平方公里的战场，只有一场战斗，却有 14 亿血浓于水的战士。他们白衣作甲，心有大义，以生命护佑生命；他们闻令即动，尽锐出征，不获全胜绝不撤兵；他们挺身担当，护航巷陌，不着羽衣宛若天使；他们"疫"路奔波，马不停蹄，日夜"轮"转驱动希望；他们关门闭户，枕戈待旦，用隐忍书写坚强……

一簇微小，乘以 14 亿，便可攒集磅礴；一道险阻，除以 14 亿，足以泰然处之。得益于举国襄助的雄厚力量，万千家庭重现欢声，武汉封印一揭而起，生命的春天次第盛开。

冬去春归，病去人安。从没有哪个春天，让我们如此期待。从没有哪个春天，让我们如此动容。

中华民族经历过很多磨难，但从来没有被压垮过，而是愈挫愈勇，坚韧不屈。在这场严峻斗争中淬炼出的中国精神，为中华民族精神成长写下气贯长虹的浓重一笔。

这场战"疫"是一首值得铭记的史诗，是一部撼动山岳的壮歌。让我们用影像的力量铭记坚韧，致敬大爱，汇聚必胜的力量。

前言

目　录

前言

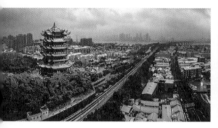

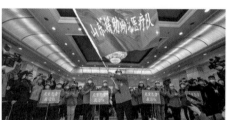

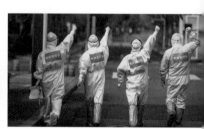

151

故里邻翁御风雪

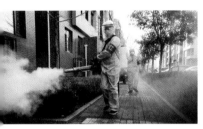

253

笑靥繁花送春至

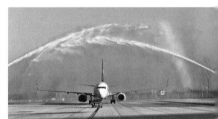

203

静待日暖花竞时

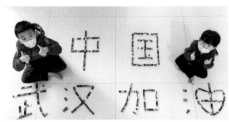

齐心鲁力

是 5 小时的 2 万套护目镜

是每天 100 万只口罩

是火神山雷神山 16000 平方米板房

是 12 支医疗队 1700 余名白衣战士

是源源不断的山东蔬菜

是没钱可以出力的煎饼大哥

是 1 亿齐鲁儿女最深切的爱

齐心鲁力
同舟济

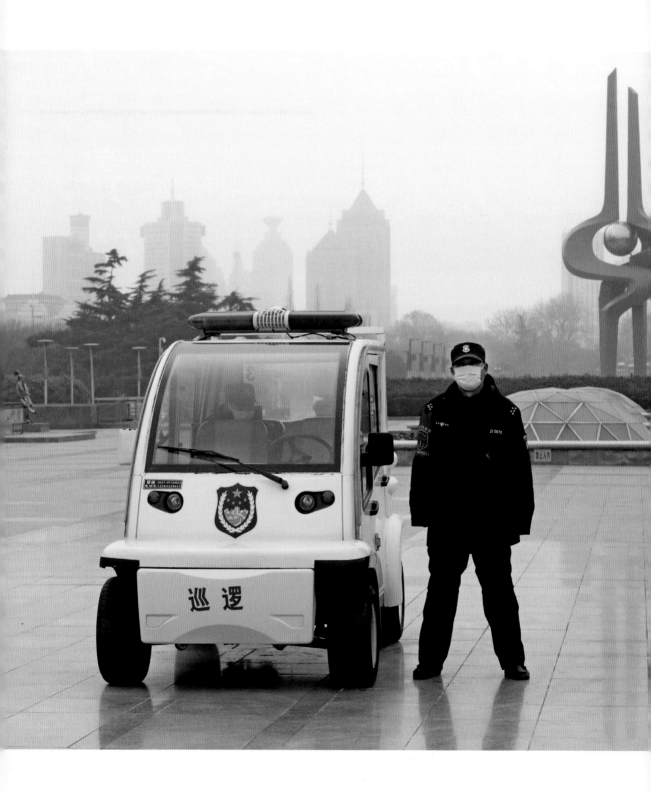

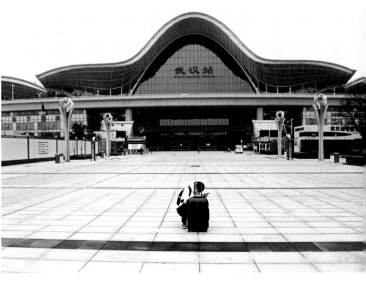

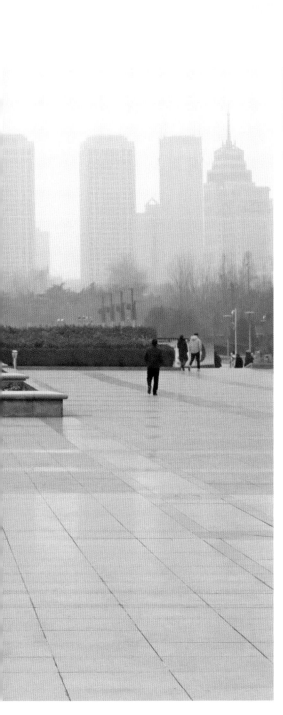

　　左图／1月28日，只有保安值守的济南泉城广场。当日，习近平在北京会见世界卫生组织总干事谭德塞。习近平指出，疫情是魔鬼，我们不能让魔鬼藏匿。中国政府始终本着公开、透明、负责任的态度及时向国内外发布疫情信息，积极回应各方关切，加强与国际社会合作。中方愿同世界卫生组织和国际社会一道，共同维护好地区和全球的公共卫生安全。（摄影／谷永威）

　　上图／1月23日，一位乘客在空荡荡的高铁武汉站广场。（摄影／程敏）

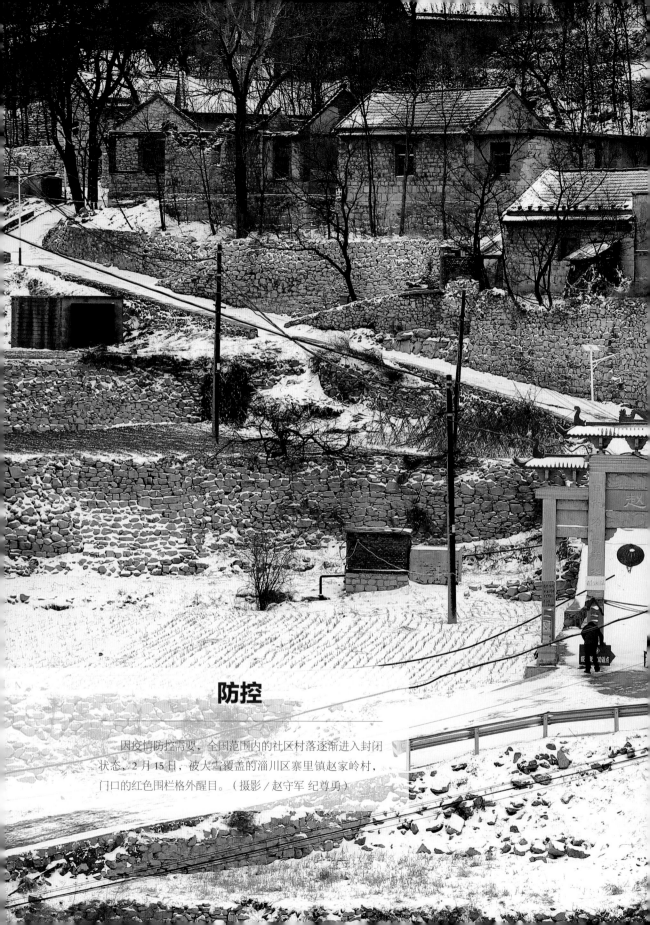

防控

因疫情防控需要，全国范围内的社区村落逐渐进入封闭状态，2 月 15 日，被大雪覆盖的淄川区寨里镇赵家岭村，门口的红色围栏格外醒目。（摄影／赵守军 纪尊勇）

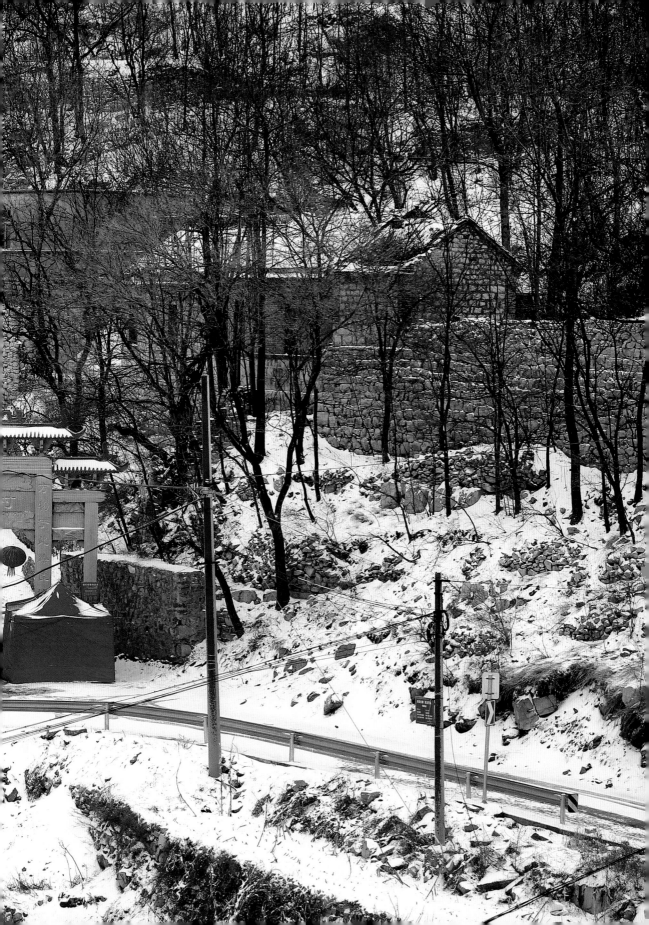

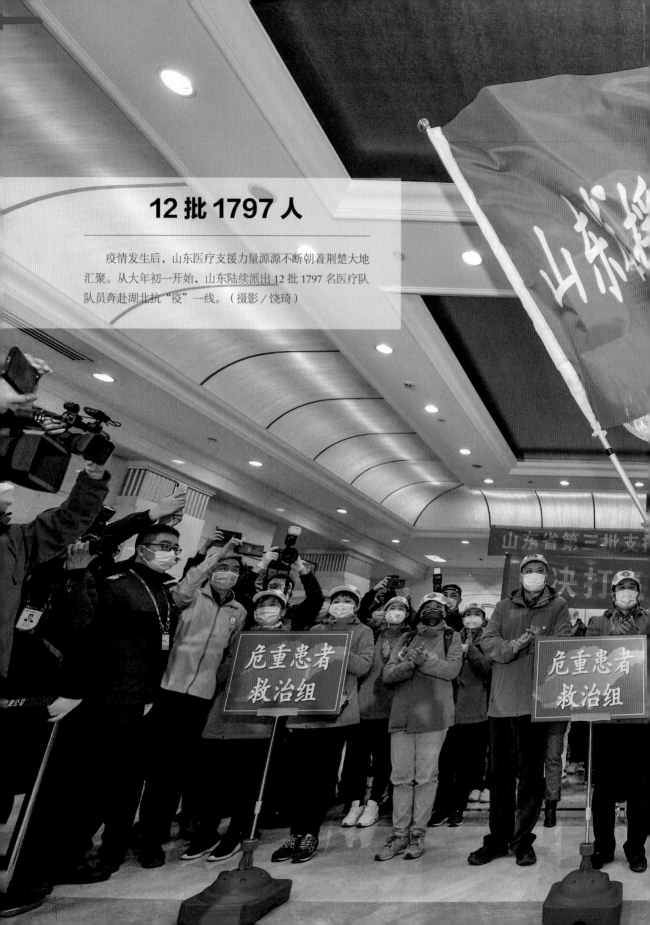

12 批 1797 人

疫情发生后，山东医疗支援力量源源不断朝着荆楚大地汇聚。从大年初一开始，山东陆续派出 12 批 1797 名医疗队队员奔赴湖北抗"疫"一线。（摄影／饶琦）

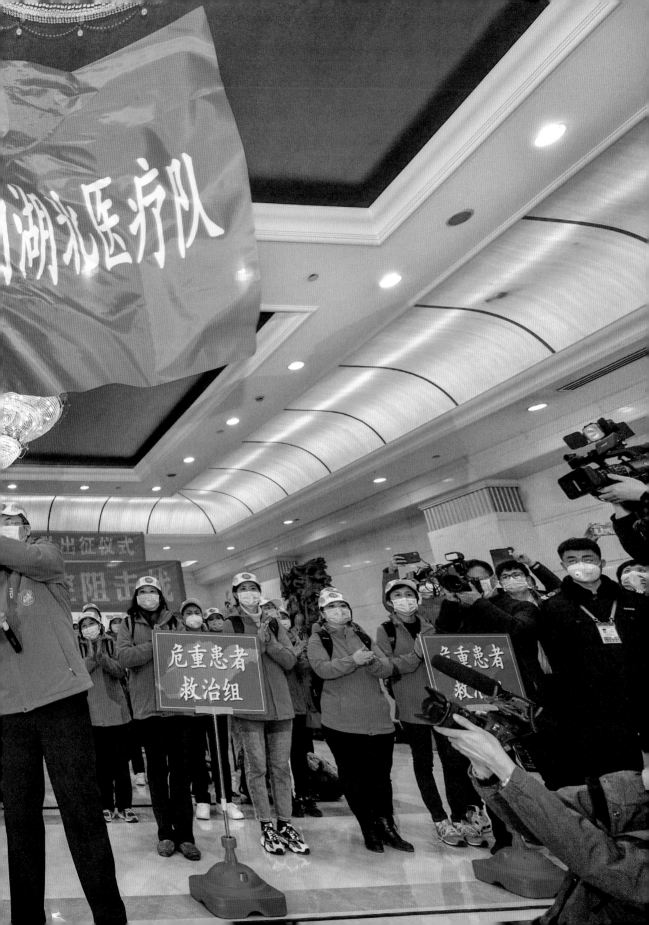

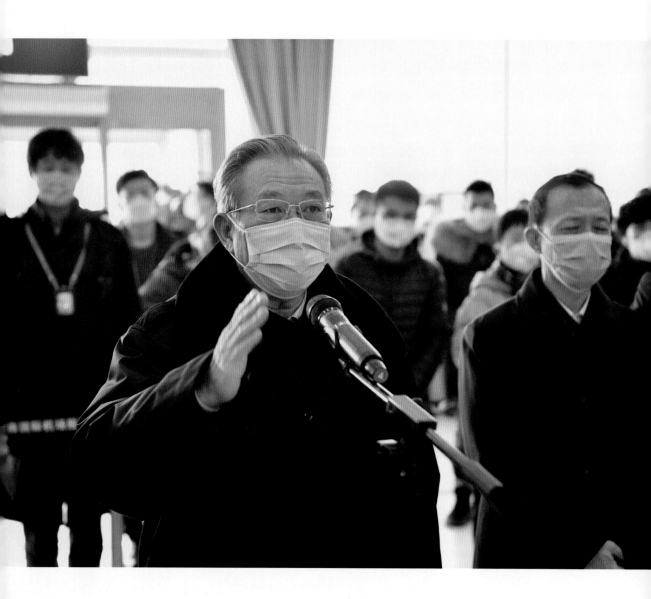

山东省委书记、省委新冠肺炎疫情处置工作领导小组组长刘家义多次主持召开会议，全面部署山东疫情防控工作。

抗"疫"期间，山东因援助物资巨大被网友称为"搬家式支援"。据《人民日报》报道，截至 3 月 4 日，累计发往湖北等地各类口罩 3005 万只，防护服 57.72 万套，防护面罩 50 万只，隔离眼罩（护目镜）13 万个，消毒杀菌用品 3120 吨，捐赠蔬菜 3520.5 吨、鸡蛋 47.6 万枚、水果 222.3 吨。（摄影／饶琦）

2 月 13 日，山东省委副书记、省对口支援黄冈疫情防控前方指挥部指挥长杨东奇与山东第十批援助湖北医疗队同机前往黄冈，靠前指挥援助工作。

山东援助湖北医疗队队员们始终坚守在疫情防控的主战场，不惧危险，日夜奋战，用实际行动诠释了医者仁心、大爱无疆的精神，展示了山东医务工作者的良好作风和精神风貌，体现了共产党人的初心使命，是山东的骄傲。（黄冈日报）

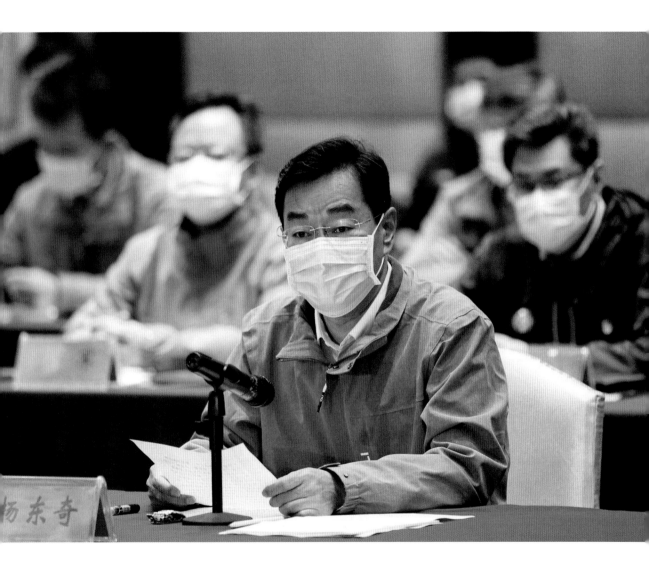

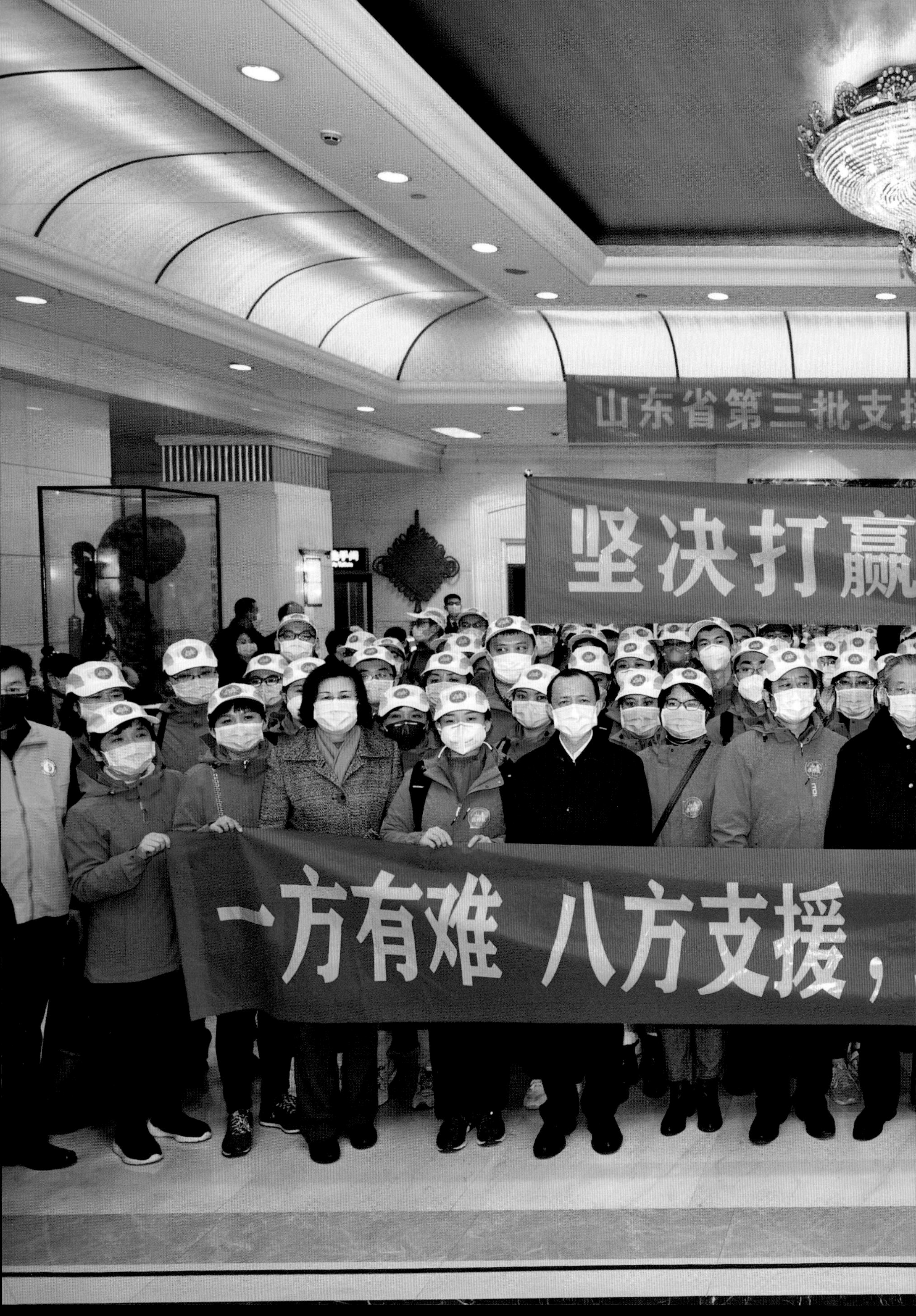
山东省第三批支
坚决打赢
一方有难 八方支援，

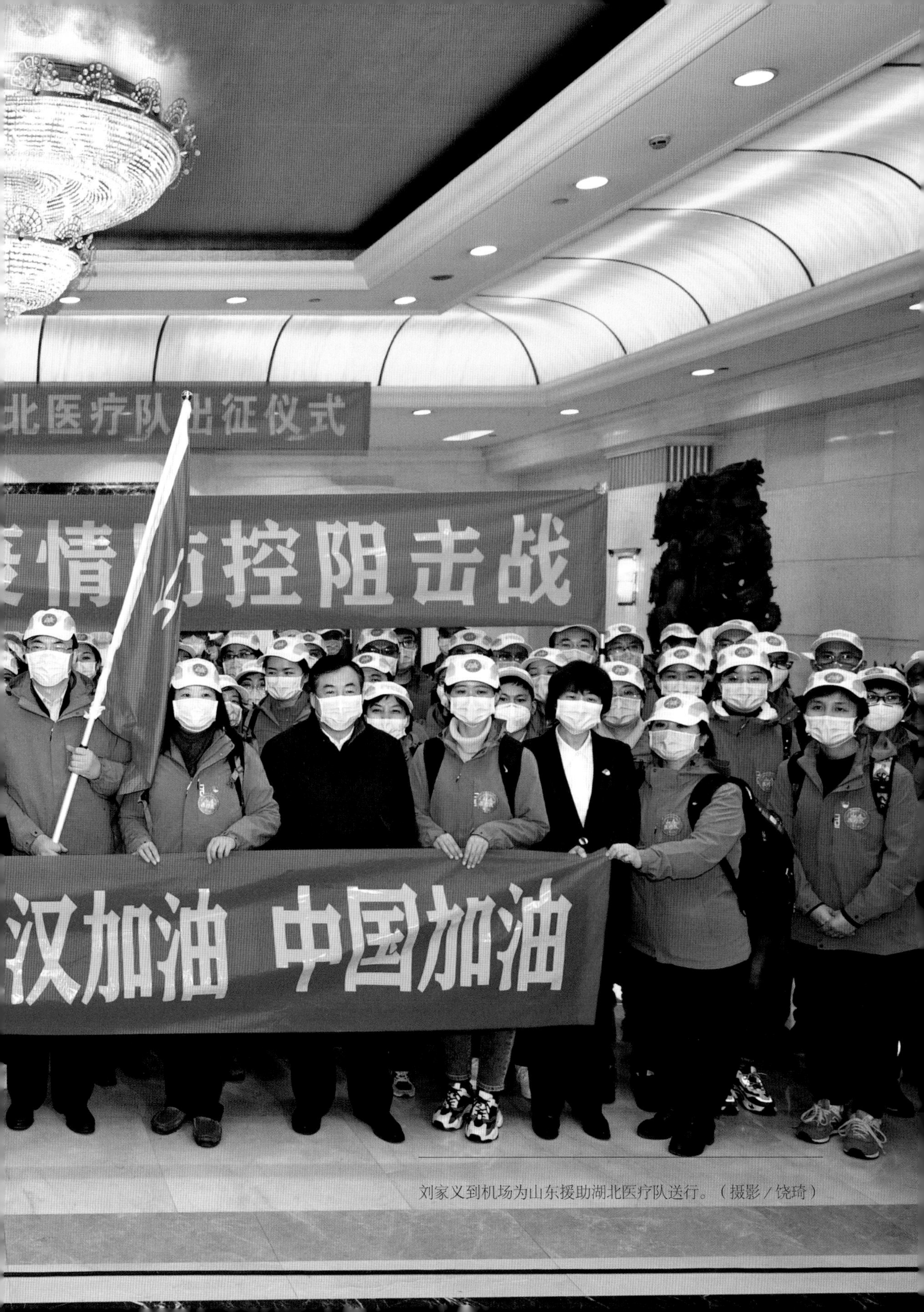

北医疗队出征仪式

疫情防控阻击战

汉加油 中国加油

刘家义到机场为山东援助湖北医疗队送行。（摄影／饶琦）

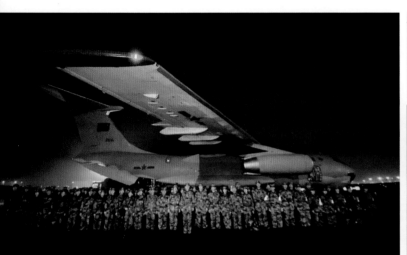

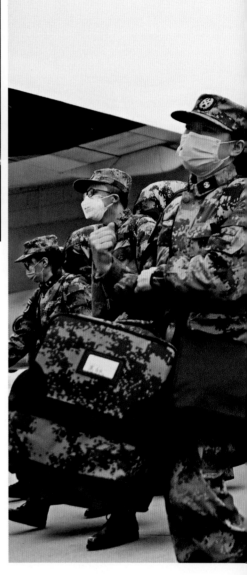

国有战，召必应，战必胜！

上图／1月24日晚，除夕夜，陆军军医大学医疗队在重庆江北国际机场停机坪集结，飞赴武汉。（新华社）

右图／疫情暴发，子弟兵先行。中国人民解放军先后派出3批共4000多名医护人员驰援武汉。

据了解，医护人员中有不少人参加过小汤山医院抗击"非典"任务以及援助塞拉利昂、利比里亚抗击"埃博拉"疫情任务，具有丰富的传染病救治经验。（摄影／程敏）

齐心鲁力同舟济

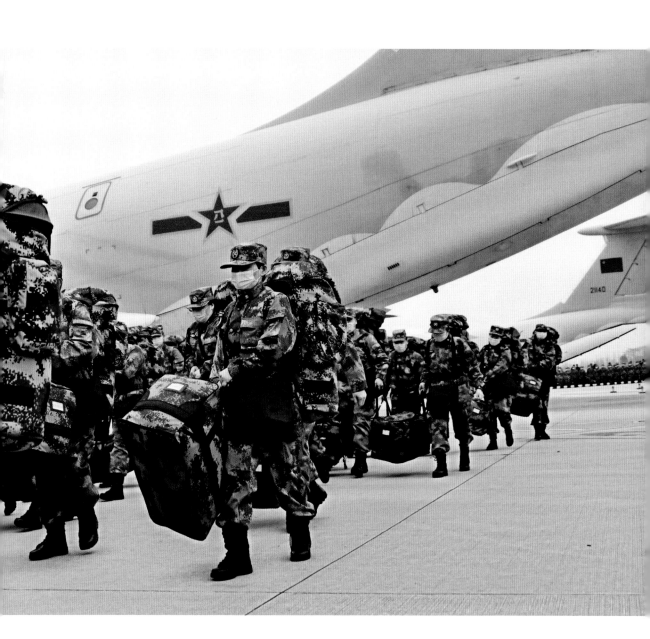

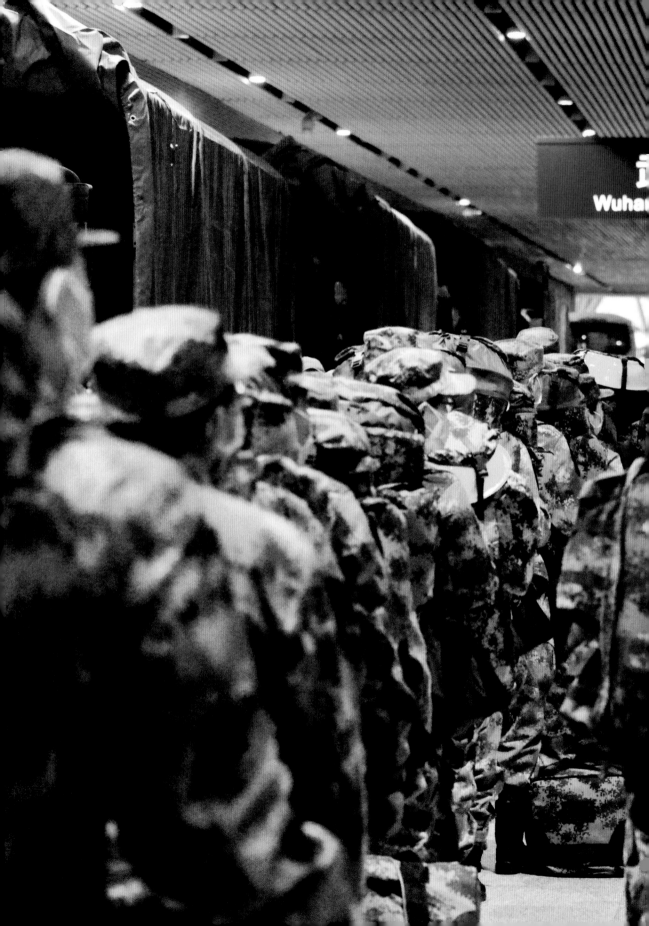

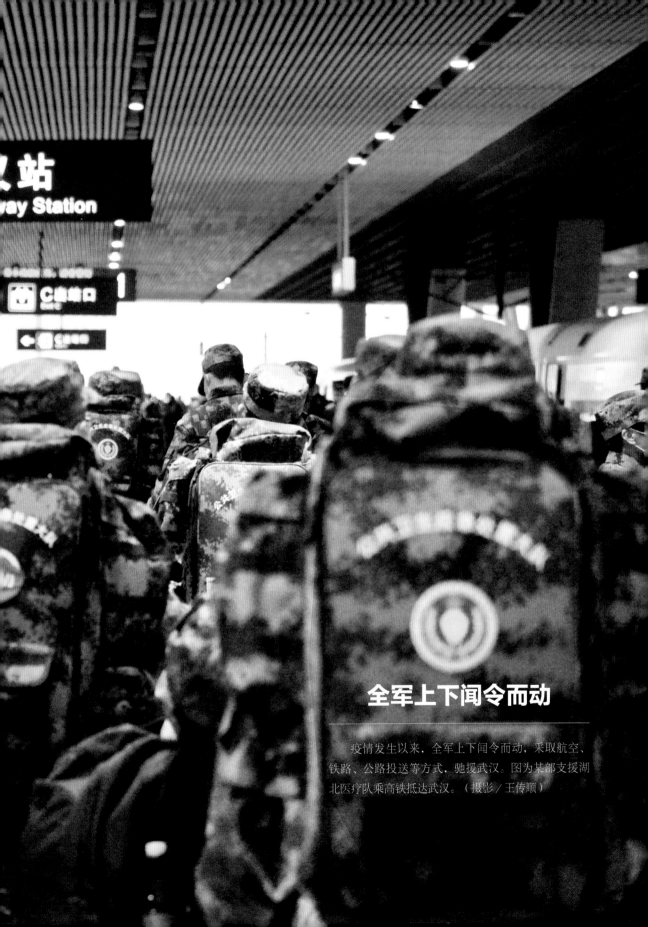

全军上下闻令而动

疫情发生以来，全军上下闻令而动，采取航空、铁路、公路投送等方式，驰援武汉。图为某部支援湖北医疗队乘高铁抵达武汉。（摄影／王传顺）

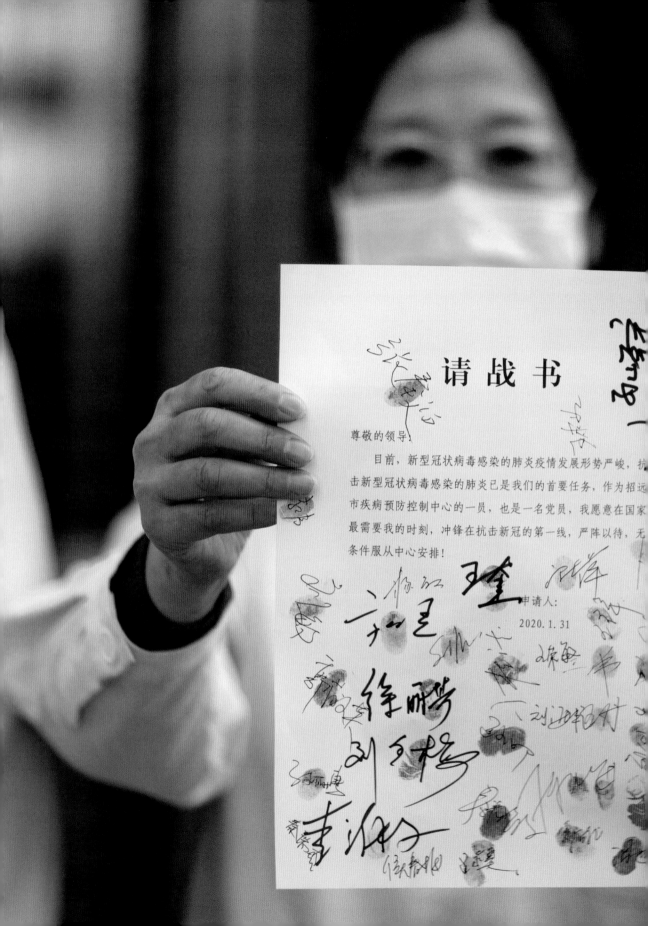

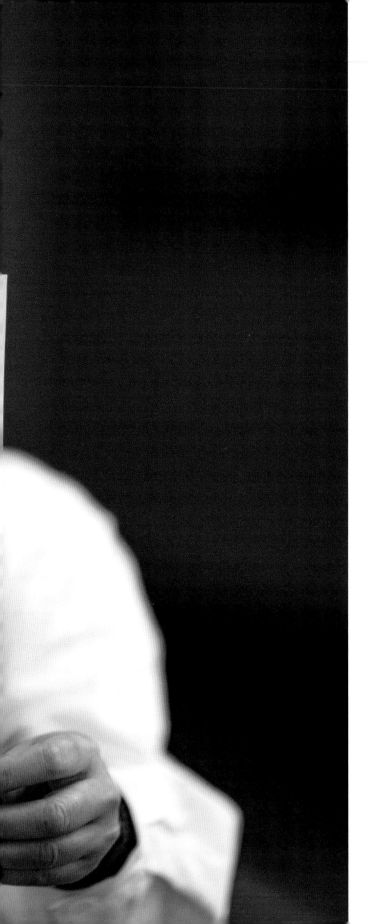

立下请战书，
我要去"前线"

　　山东各级医务人员踊跃报名，驰援湖北。1月24日除夕，山东首批援助湖北医疗队在新年的钟声中集结完毕。

　　正月初一，习近平主持召开中共中央政治局常委会会议，对疫情防控特别是患者治疗工作再研究、再部署、再动员。(摄影/乔光先)

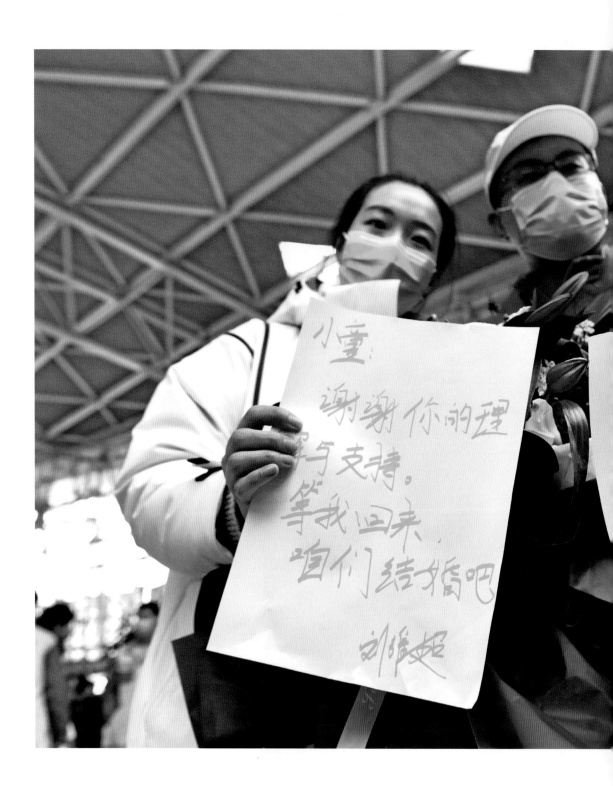

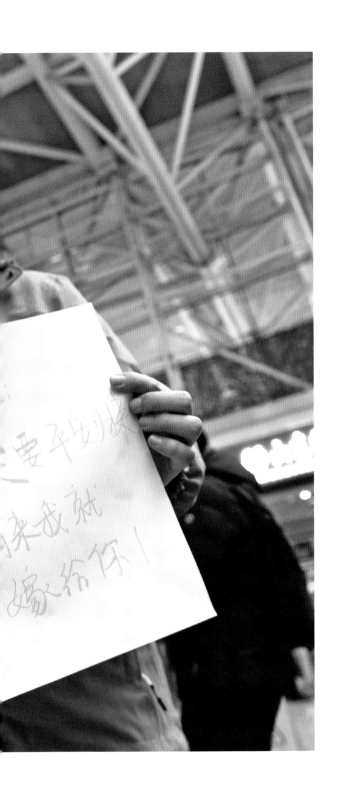

等你归来，共结连理

2月15日，一对恋人许下出征前的誓言：等你归来，共结连理。（摄影／尹承谦）

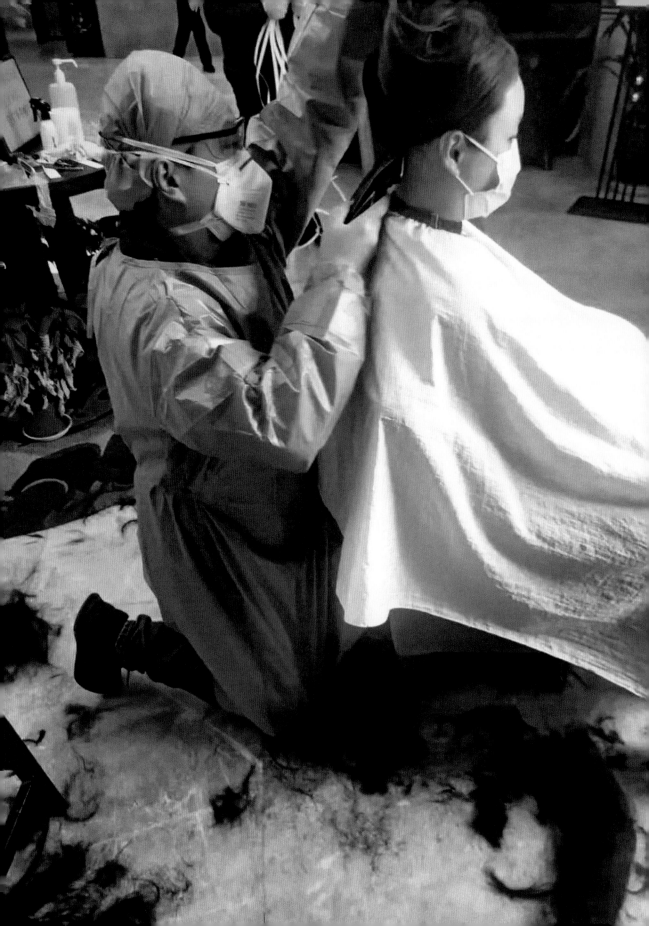

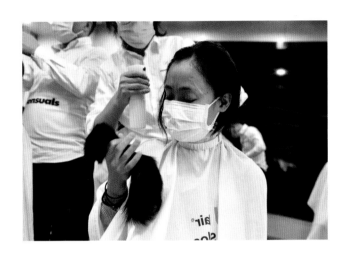

为你剪去长发，但你依然温柔

　　2月12日，山东援助湖北医疗队队员陈金凤更新了朋友圈：来武汉十天，跟孩子视频，他说不喜欢我这个短头发的男妈妈，喜欢那个长头发妈妈！

　　为避免长时间穿戴防护设备带来的不适，即将出征的山东援助湖北医疗队女队员剪去自己的长发，这是已经在一线奋战的"前辈"分享的"经验"。（摄影／白少光）

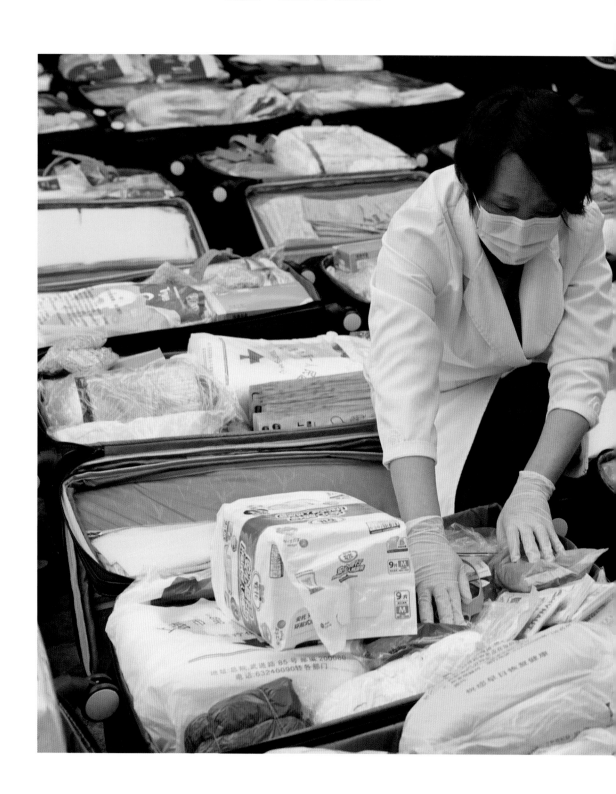

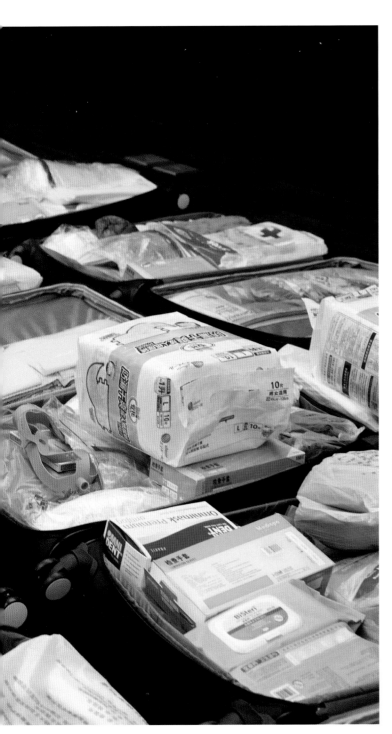

纸尿裤成为必需品

援助湖北医疗队队员的"出征箱"中，纸尿裤成为必需品。（上海市第一人民医院供图）

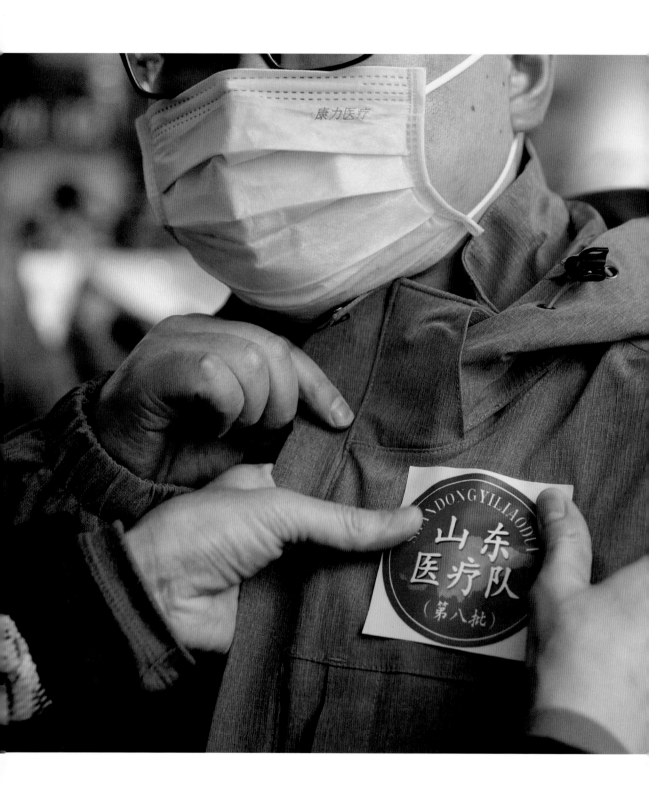

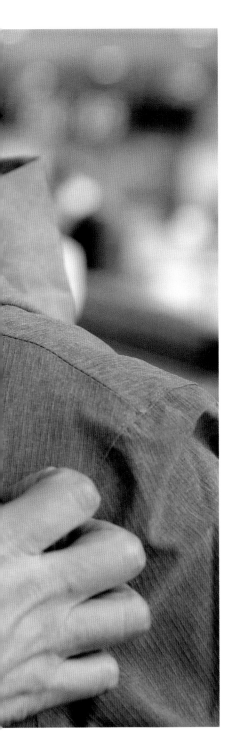

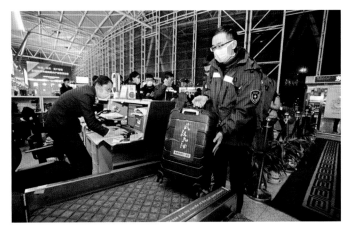

"武汉加油，有困难我们一起扛"

左图／仅 2 月 9 日一天，山东就有三批医疗队近 700 人踏上援助湖北的征程。（摄影／李振平）

上图／山东援助湖北医疗队队员准备登机，行李箱上的"武汉加油，有困难我们一起扛"标语是全国人民共同的心声。（摄影／戴毅）

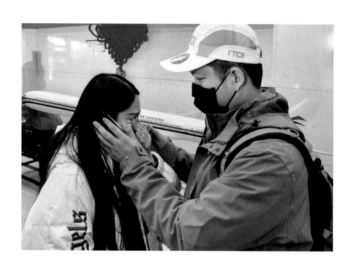

今日送你出征，待你平安归来

上图／1月28日，山东第二批援助湖北医疗队启程。（摄影／饶琦）

右图／2月2日，山东省第三批援助湖北医疗队出征，山大二院重症护理专业护师郑磊和爱人史丛丛告别。（摄影／饶琦）

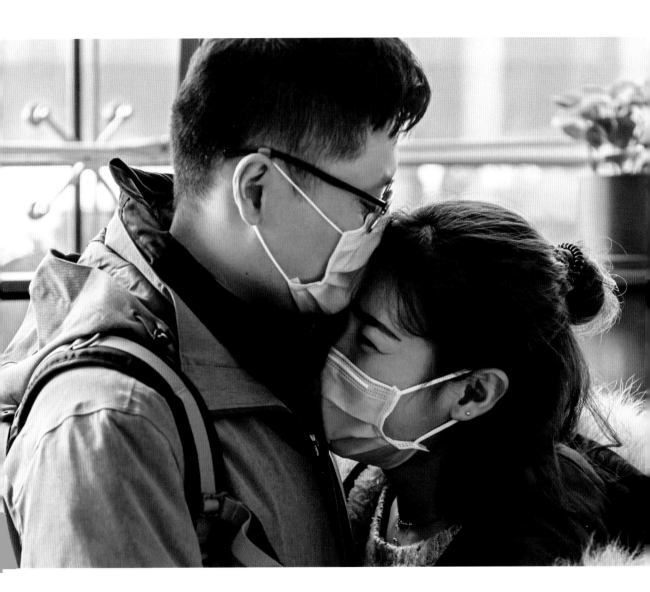

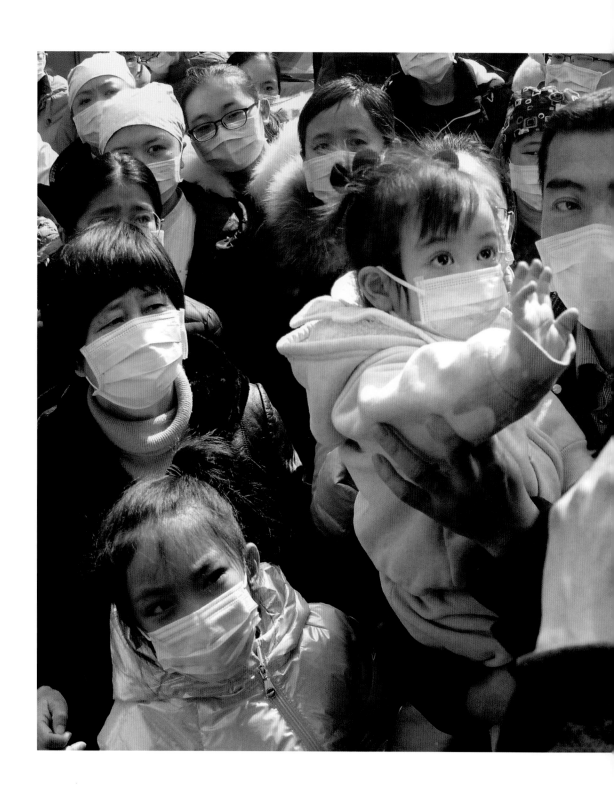

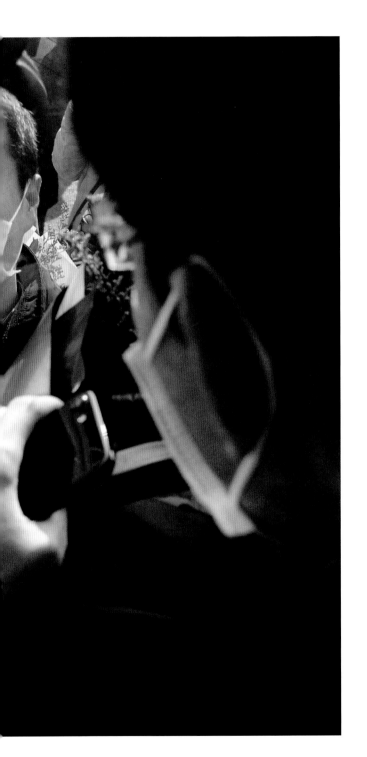

家与国

2 月 11 日，山东第一医科大学二附院第三批援助湖北医疗队出征，懵懂的孩童并不知妈妈此去的艰险。（摄影 / 文波）

衣白褂，破楼兰
赤子切记平安还

2月9日，一个中国人举起来14亿人的心声。当日，国务院总理李克强同德国总理默克尔通电话，就新冠肺炎疫情防控工作交换意见。（摄影／谭云福）

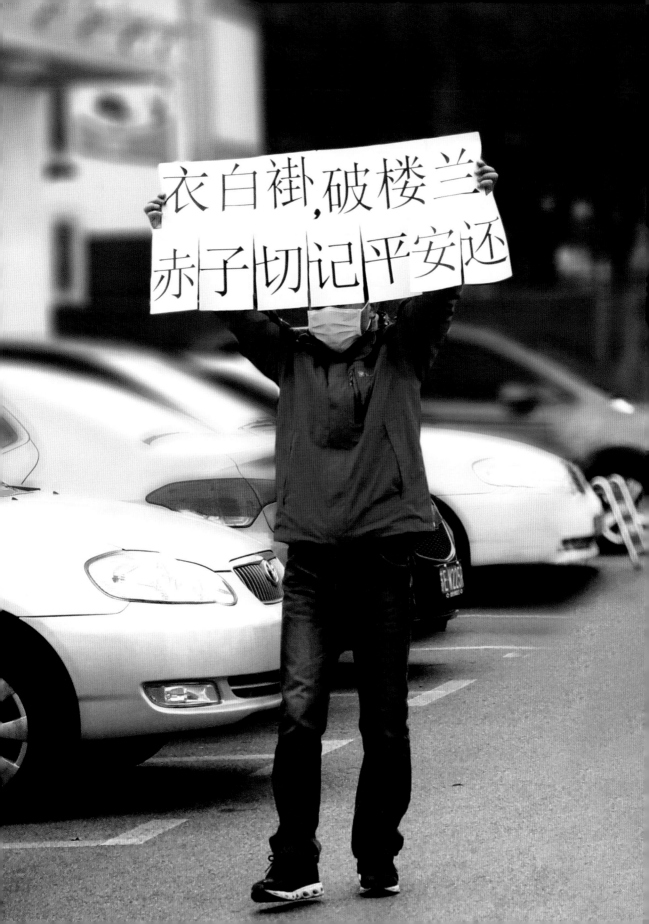

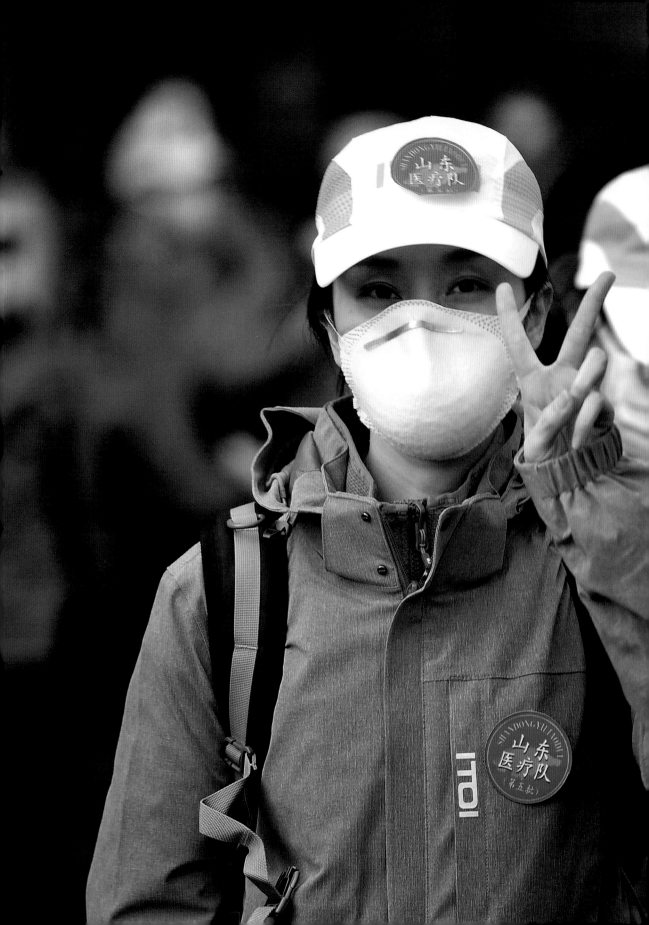

誓言无声

一位即将奔赴武汉的山东援助湖北医疗队队员打出"胜利"的手势。（摄影／郭尧）

山东"搬家式"支援湖北

右上图／1月28日，大年初四，寿光菜农冒着严寒将江城人喜食的辣椒装箱，拉开了山东"搬家式"支援湖北的序幕。（摄影／韩明云）

右下图／1月30日，200吨山东大蒜到达指定交接地点，工作人员正在卸货。（摄影／邱明）

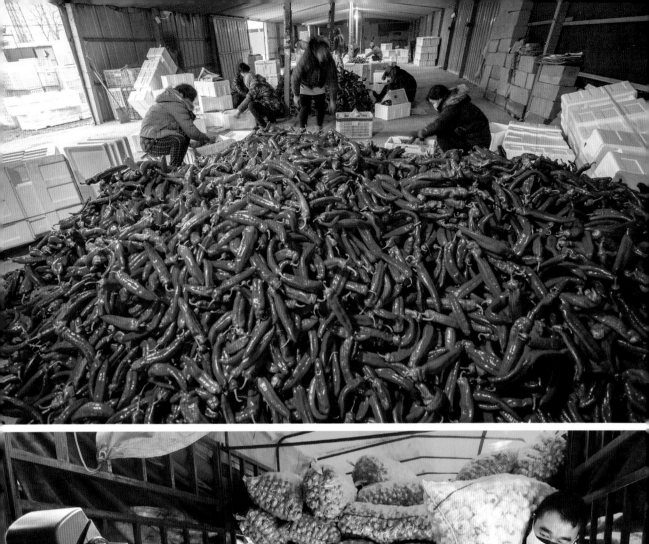

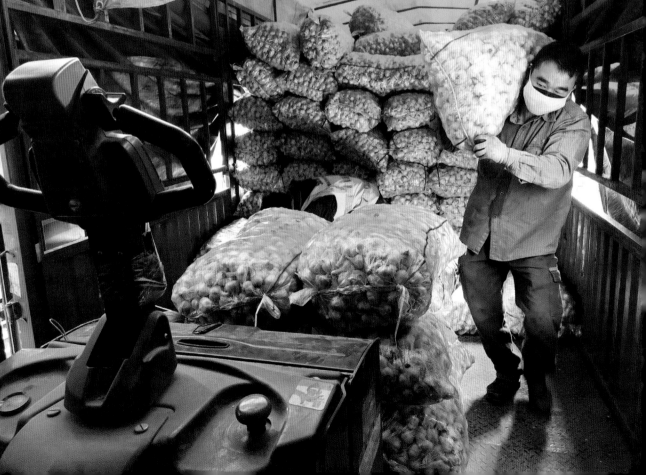

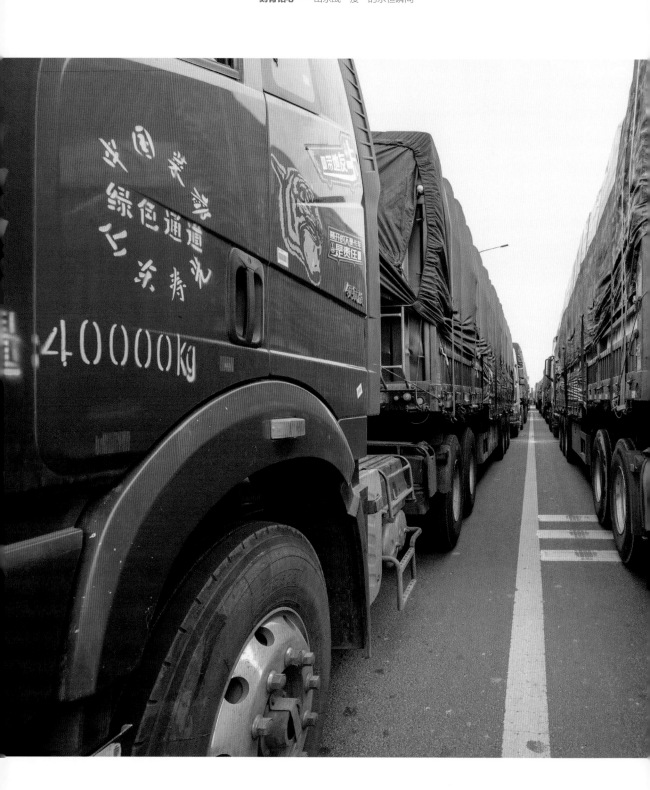

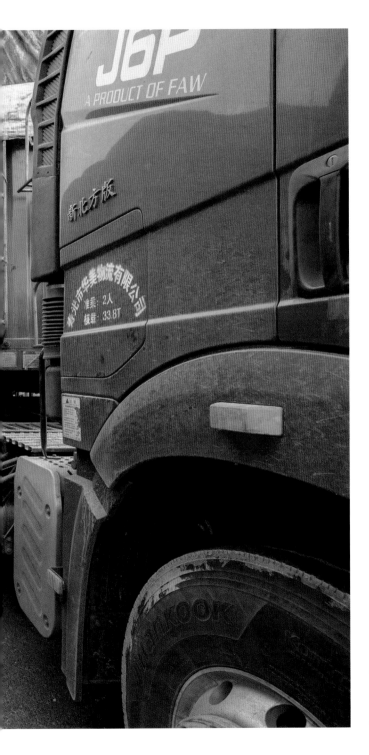

1月28日，寿光发往武汉的蔬菜车队整
装待发。（摄影／韩明云）

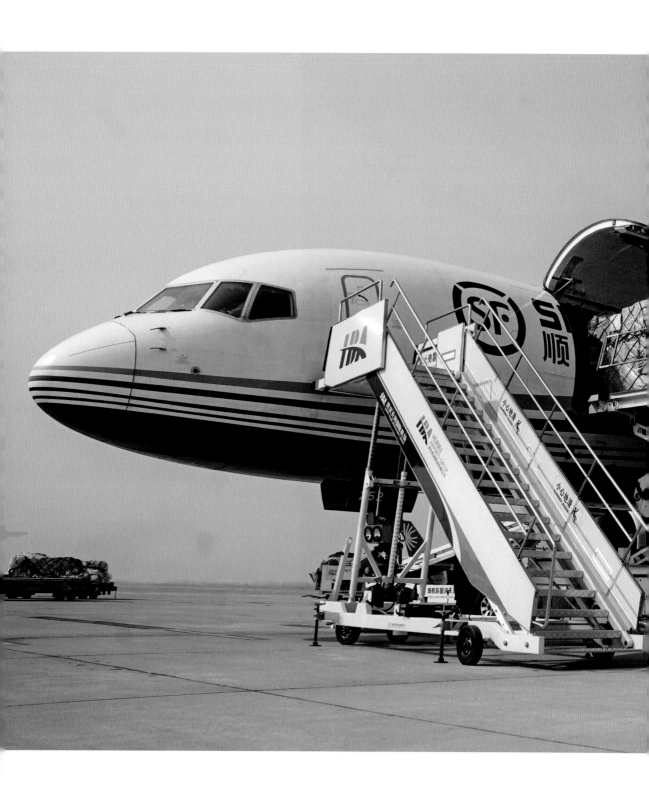

　　1月28日，一架满载援汉物资的货运飞机在武汉天河国际机场卸货。当日，武汉天河国际机场共有3架全货机满载医疗防疫物资抵港，包含医用口罩、医用帽子、乳胶手套、防护服、消毒液等各类防护用品及医疗药品，共计60余吨。

　　疫情发生以来，山东航空义不容辞担负起了山东援鄂的紧急运输任务，截至2月11日，共出动包机11班，运送医护人员1143人，医疗物资62208公斤。（新华社）

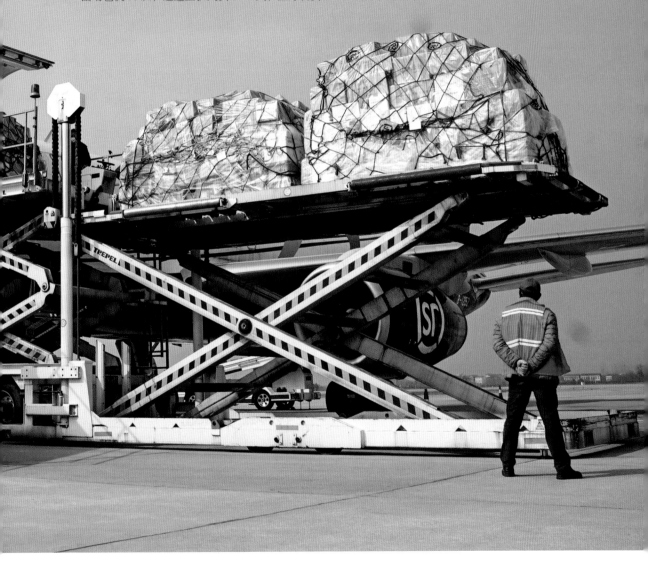

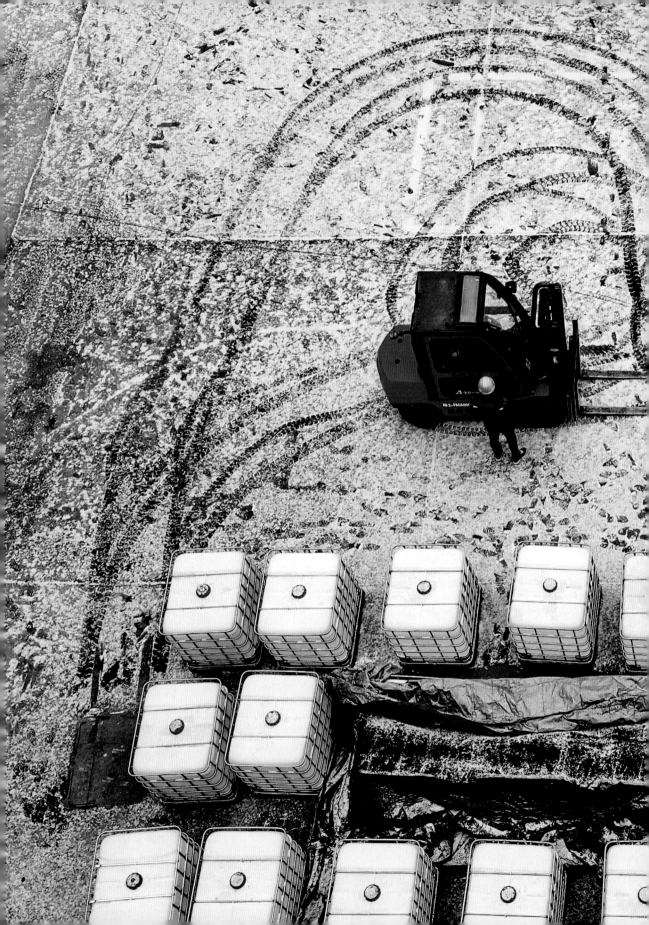

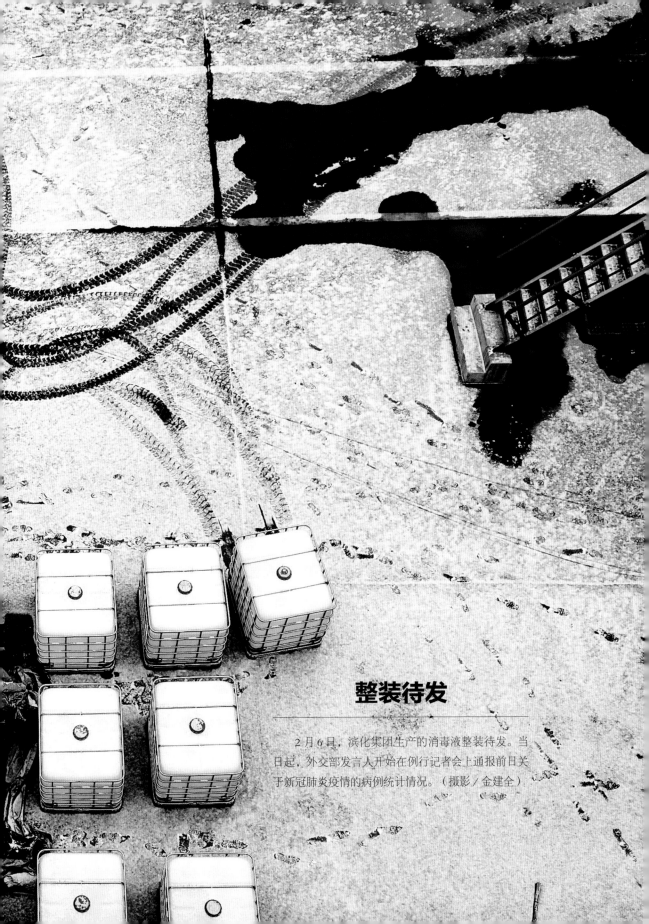

整装待发

2月6日，滨化集团生产的消毒液整装待发。当日起，外交部发言人开始在例行记者会上通报前日关于新冠肺炎疫情的病例统计情况。（摄影／金建全）

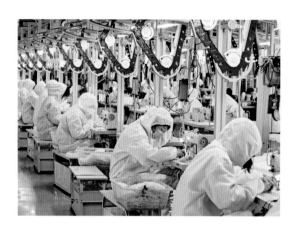

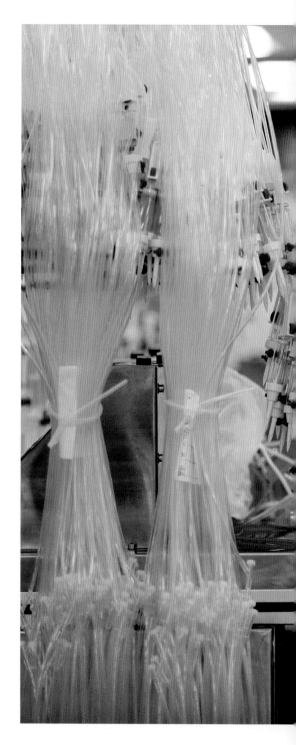

"人们需要什么，
我们生产什么"

上图／青岛环球服装厂将休闲服装生产线紧急转为防护服生产线，组织员工快速复工，开足马力生产，保障防疫物资供应。（摄影／王昭脉）

右图／山东医疗企业立即复工复产，驰援湖北。（摄影／崔程杰）

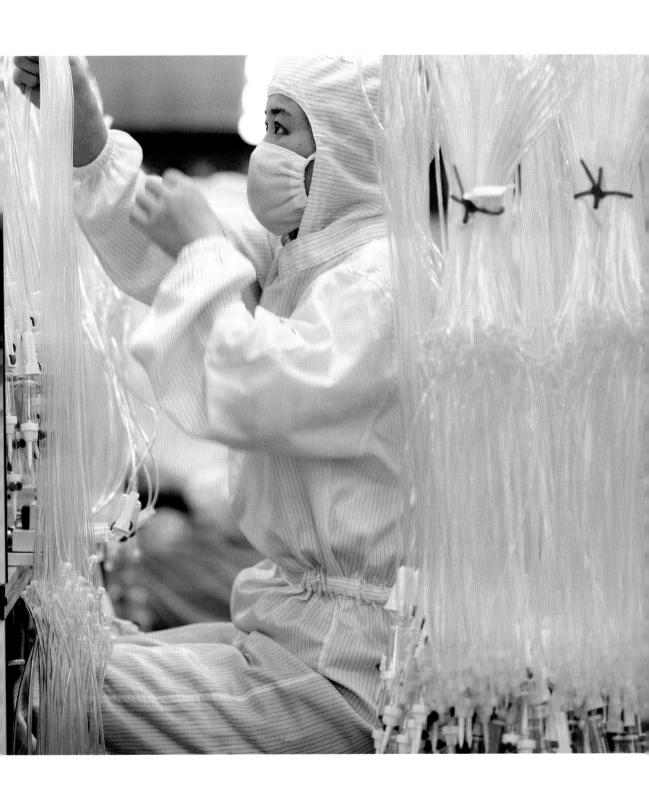

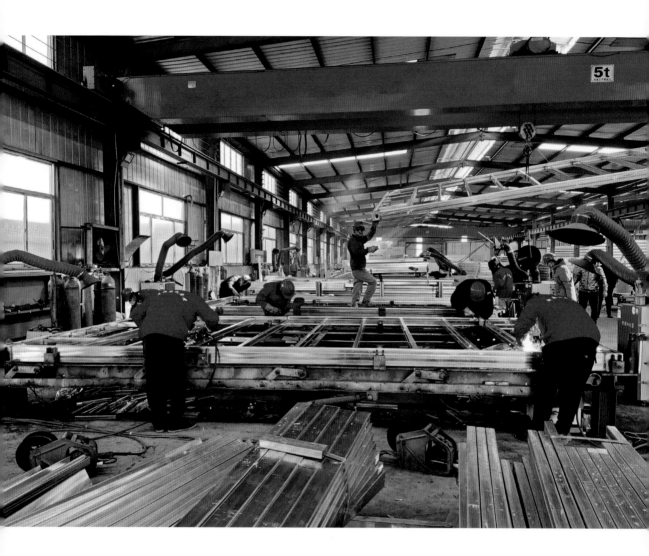

　　2月5日，昌乐县中鼎集团加班加点为武汉火神山医院建设生产集装箱房。5000平方米板房，2134套箱式板房，1500多吨板材，31.43吨高质量彩涂板……修建火神山与雷神山医院期间，山东不负众望，倾力施为。（摄影／孟繁梅）

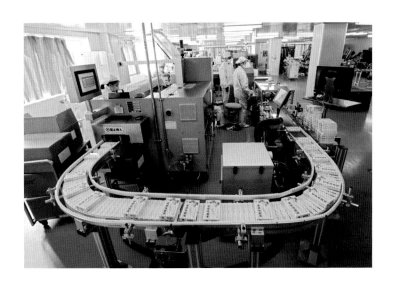

　　2月10日，鲁南制药集团生产线正在生产用于治疗新冠肺炎的中药临床药剂。（摄影／谢荣秋）

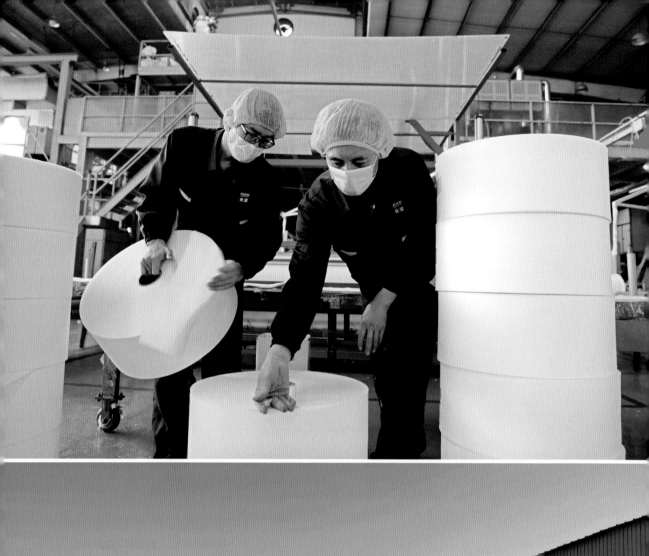
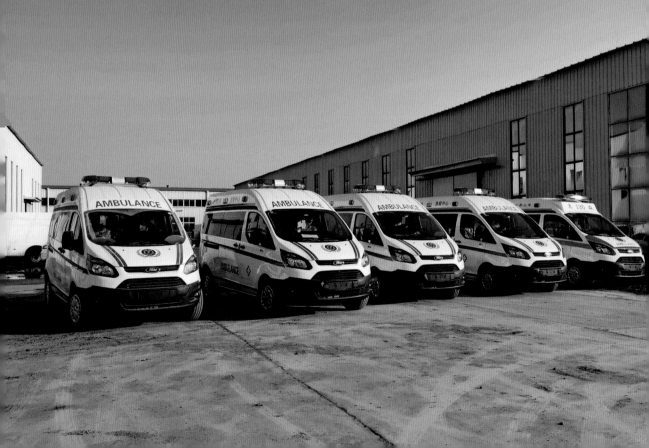

保障供应

上图／2月10日，山东俊富无纺布有限公司生产车间内，工作人员正在赶制无纺布。无纺布是医用防护设备的主要原材料，突如其来的疫情让无纺布供应进入全负荷运转状态。（摄影／任小杰）

下图／为保障新冠肺炎疫情防控所需的负压救护车供应，青岛索尔汽车有限公司克服困难加紧生产，保证完成武汉等地救护车调拨订单生产任务。（摄影／刘媛媛）

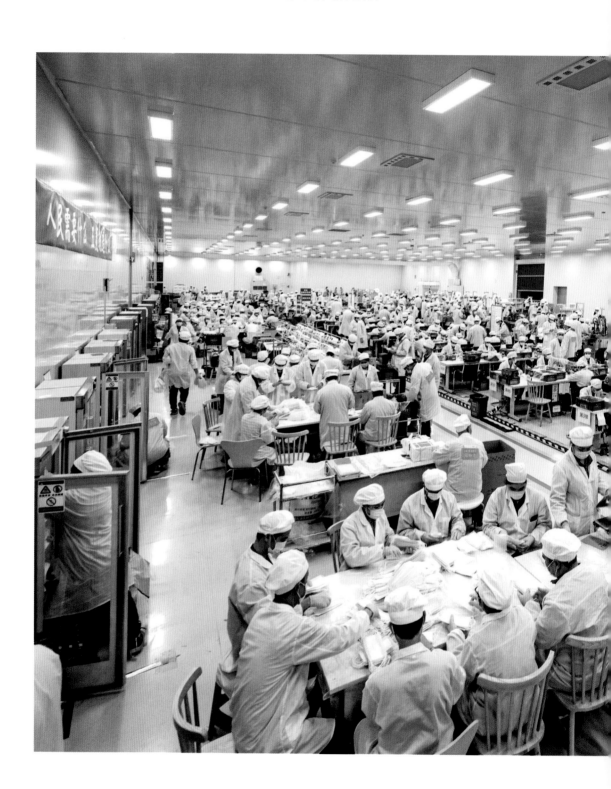

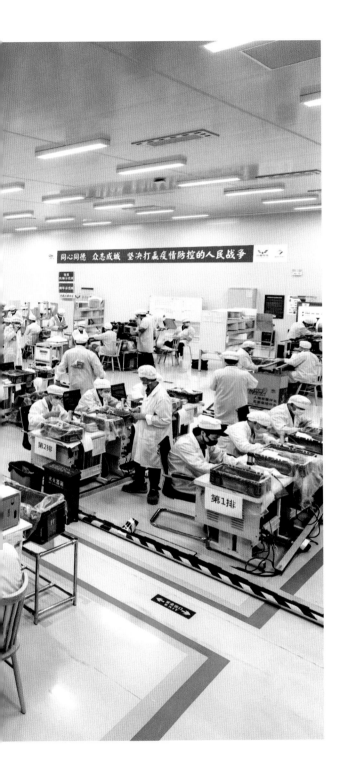

广西五菱集团转产口罩支援抗"疫"。在山东，有更多企业跨界转产加入支援抗"疫"前线的队伍中。（五菱集团供图）

白衣作甲心执义

誓破楼兰锦衣还

没有人生来就是英雄

总有人于平凡中成就伟大

这是英雄的中华

万里江山
共克艰

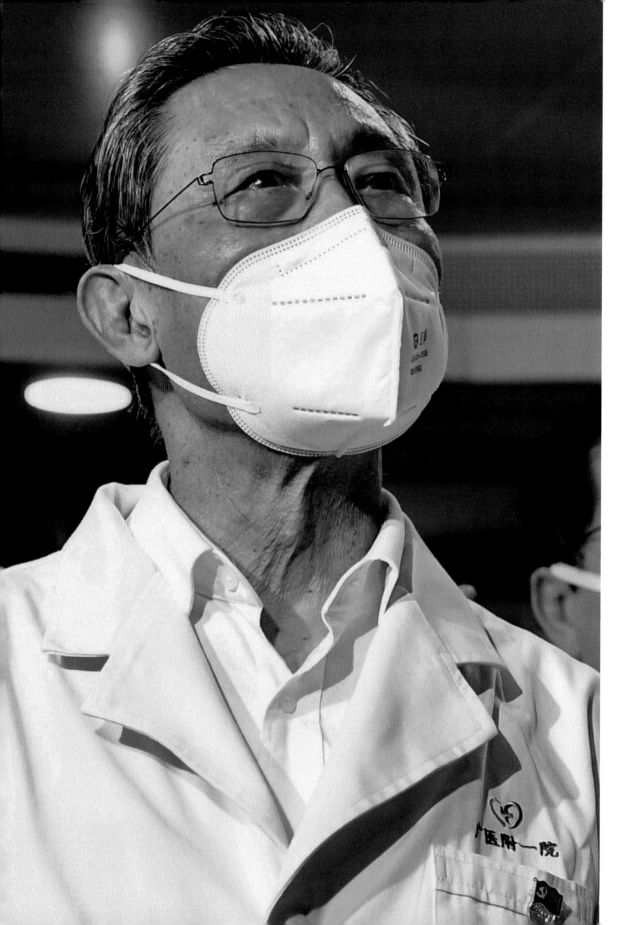

"武汉本来就是一个英雄的城市。有全国，有大家的支持，武汉肯定能过关。"

面对疫情，国家卫生健康委高级别专家组组长、中国工程院院士钟南山坚定地说。（摄影／邓华）

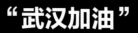

"武汉加油"

1月31日，武汉市武昌区高层建筑外墙打出"武汉加油"字样。同日，国家卫生健康委发布《新型冠状病毒感染的肺炎重症患者集中救治方案》，最大限度降低重症患者病亡率，提高治愈率。（摄影／程敏）

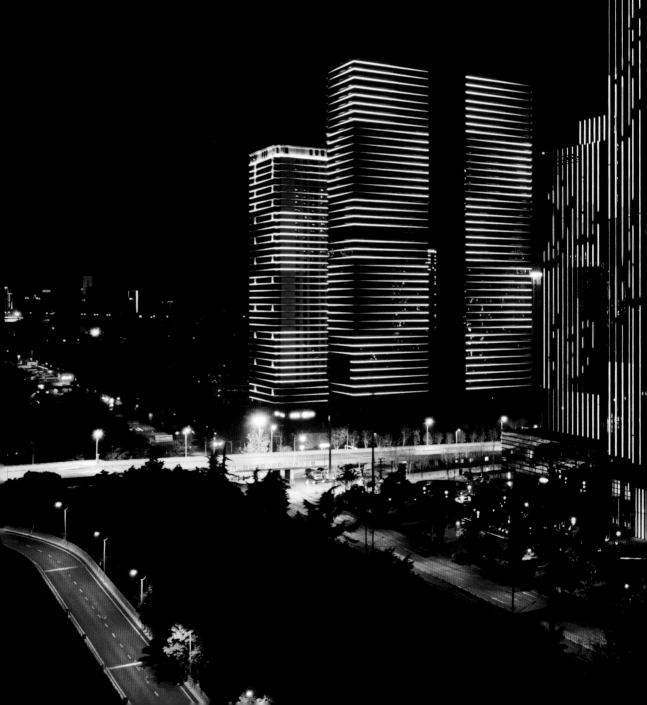

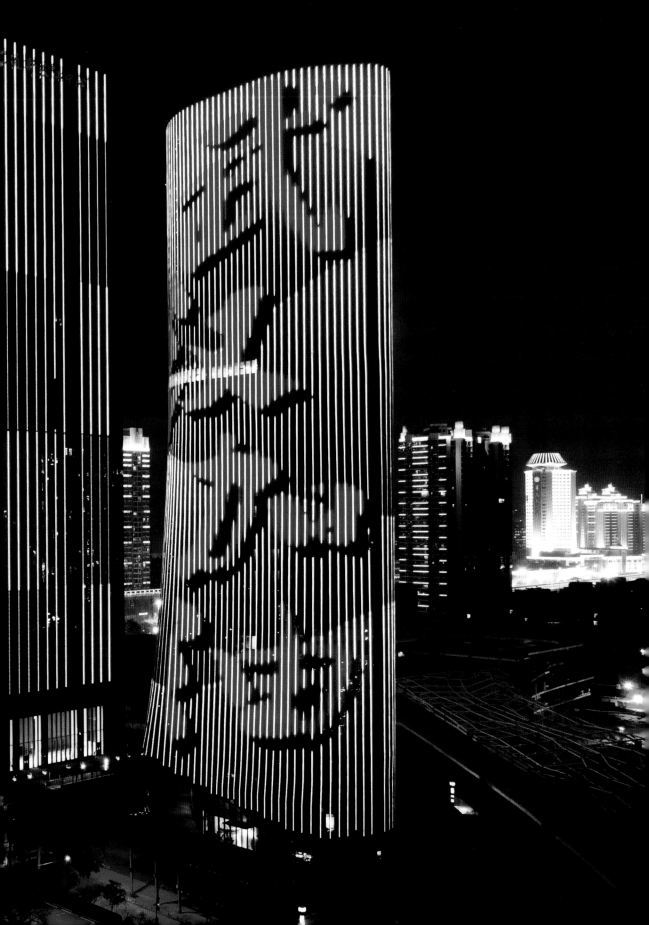

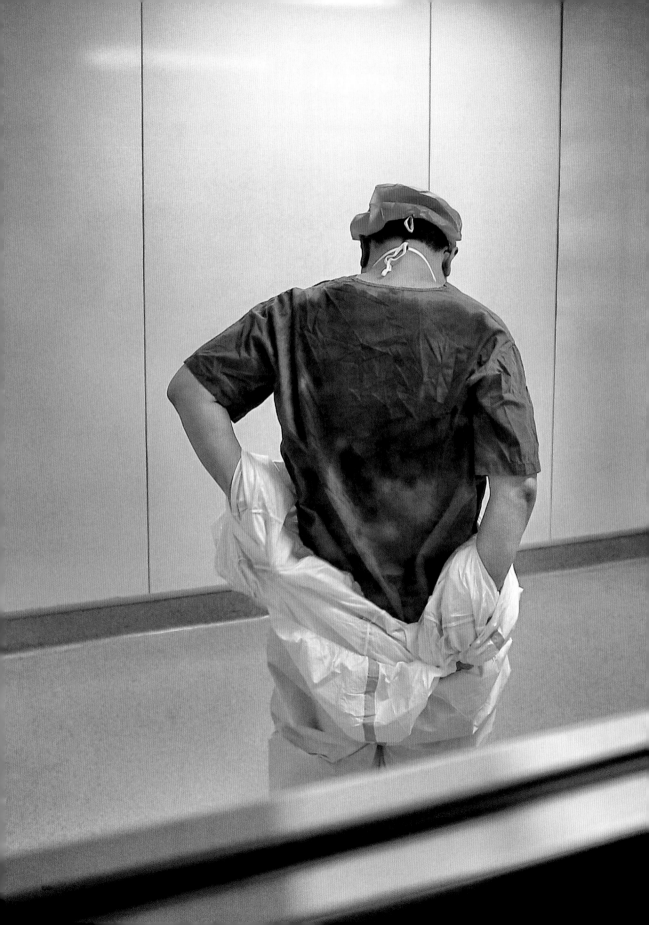

最美背影

1 月 22 日，奋战在一线的华中科大附属同济医院感染科医生，脱下防护服时全身已湿透，他的同事随手记录下了其略显疲惫的背影。没有人生来就是英雄，总有人用平凡成就伟大，致敬迎难而上的白衣天使！（摄影／刘蔚丹）

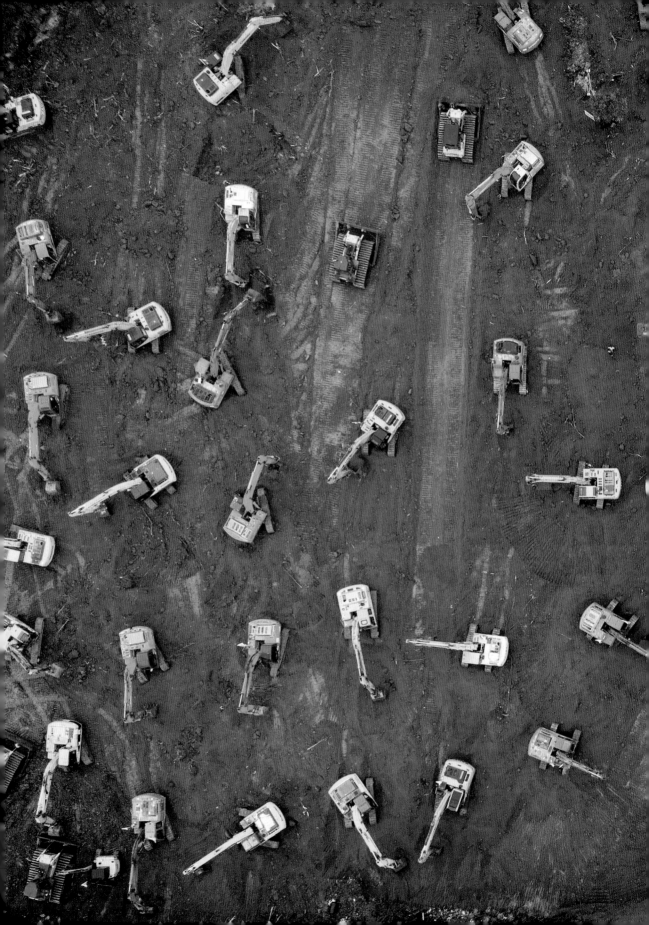

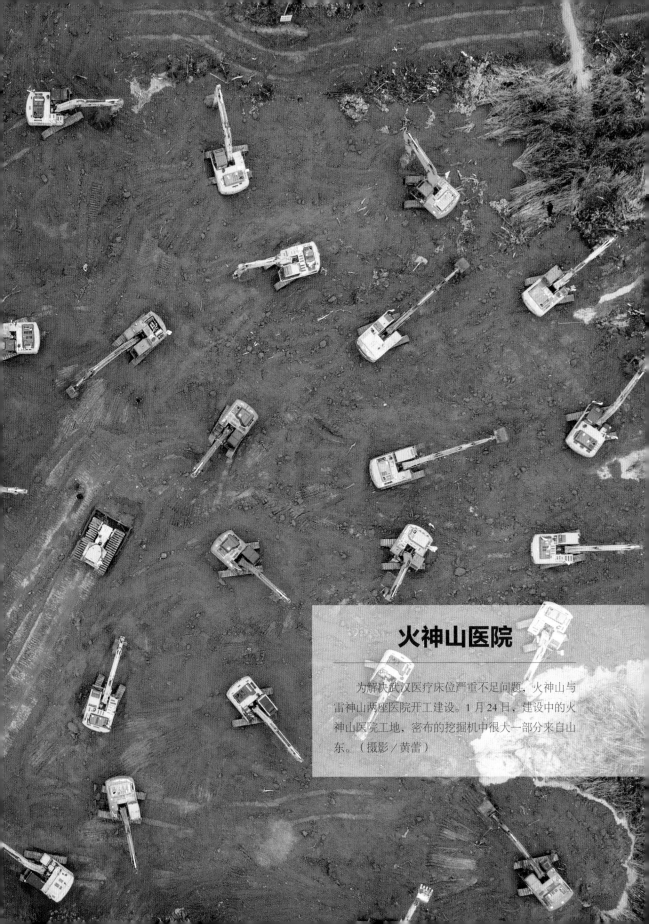

火神山医院

为解决武汉医疗床位严重不足问题,火神山与雷神山两座医院开工建设。1 月 24 日,建设中的火神山医院工地,密布的挖掘机中很大一部分来自山东。(摄影 / 黄蕾)

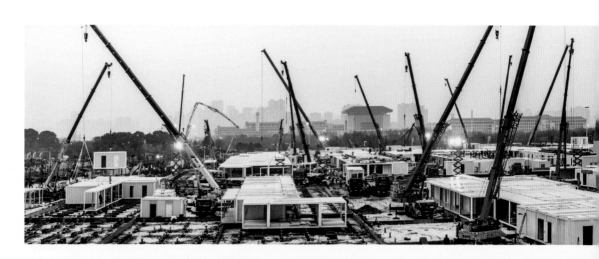

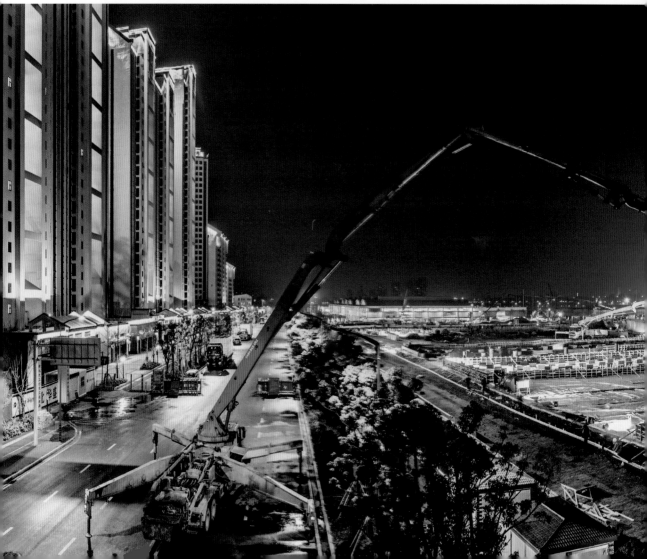

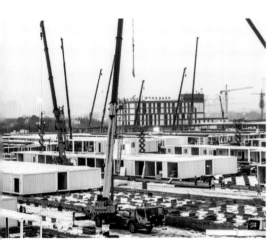

中国速度·山东力量

左图／2月2日，逐渐成形的火神山医院。"一方有难，八方支援"，从开工建设到初步投入使用，3.39万平方米的火神山医院仅耗时10天。（摄影／黄蕾）

下图／来自全国各地的1000多辆工程车辆、7000多名建设者汇聚在武汉知音湖畔，为同一个目标冲刺，火神山建设的背后，是众志成城的英雄中国。（摄影／黄蕾）

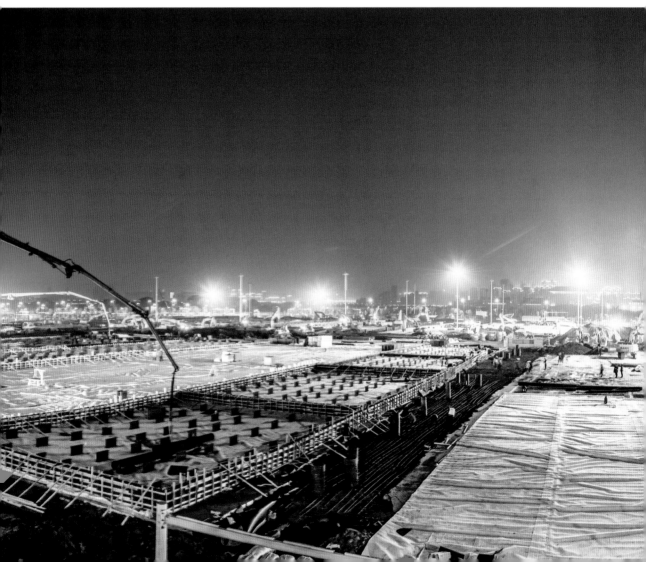

使命如山

2月4日，武汉火神山医院接收首批新冠肺炎确诊患者，火神山的1400名医护人员筑起了一道守护生命和健康的铜墙铁壁。（新华社）

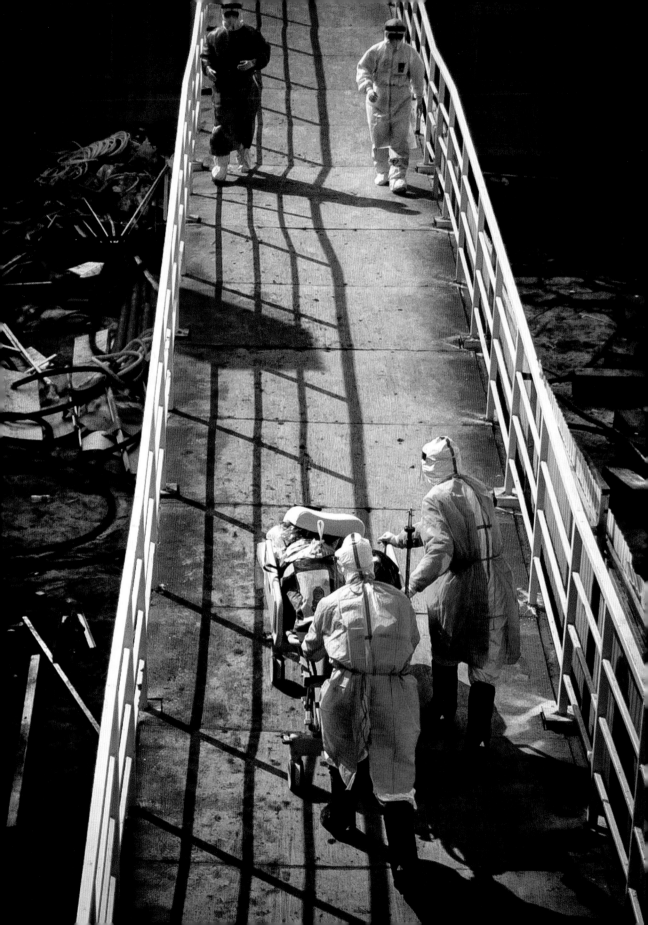

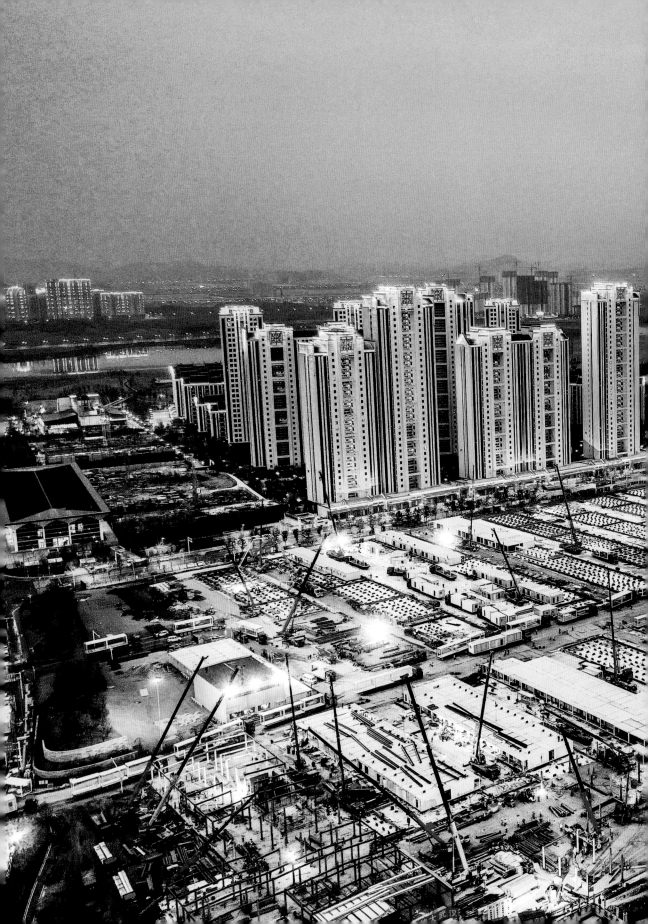

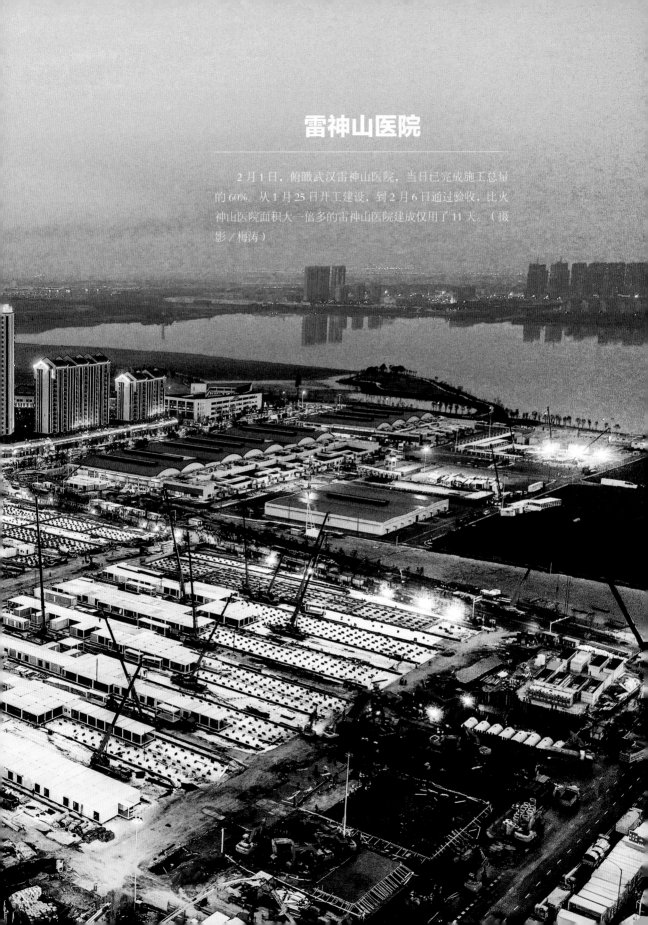

雷神山医院

2月1日，俯瞰武汉雷神山医院，当日已完成施工总量的60%。从1月25日开工建设，到2月6日通过验收，比火神山医院面积大一倍多的雷神山医院建成仅用了11天。（摄影／梅涛）

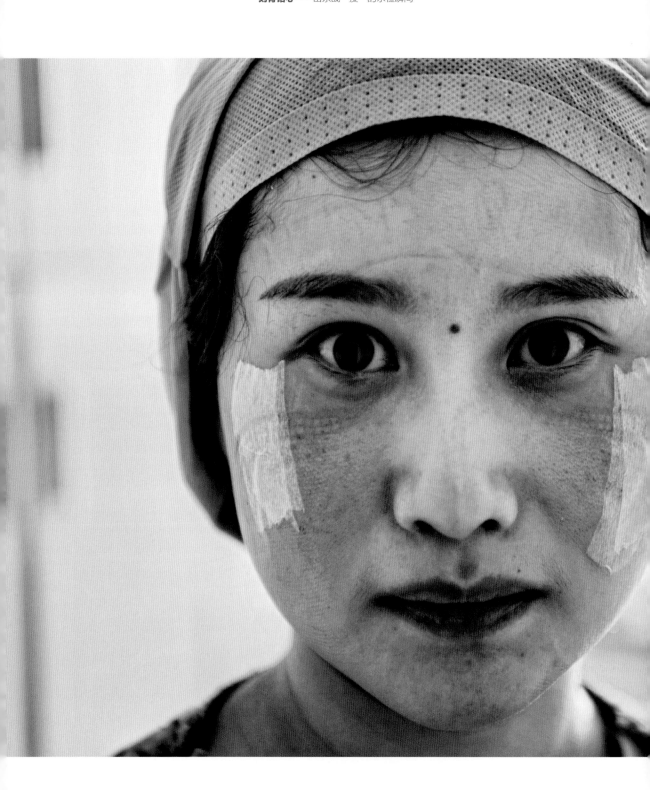

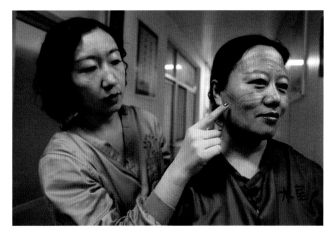

光荣"印记"

左图 / 1月31日，一名在隔离病房内工作了一天的护士，用医用胶布贴住被口罩勒出的伤口。（摄影 / 和冠欣）

上图 / 在抗"疫"前线，很多医护人员都有这样的光荣"印记"。（摄影 / 董乃德）

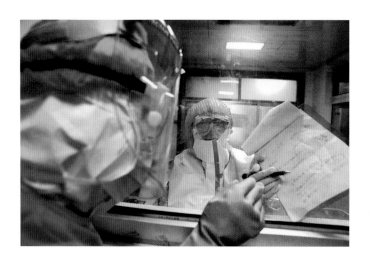

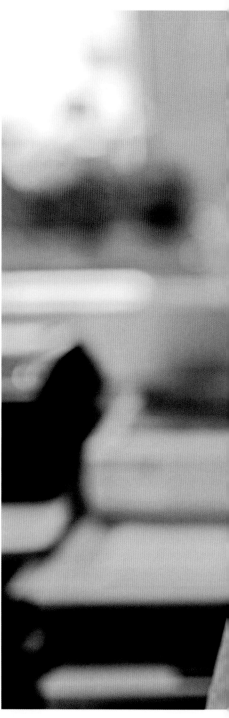

上图／1月28日，病毒隔离区内外的医护人员只能通过文字传递信息。（摄影／董乃德）

右图／2月3日，抗"疫"一线忙碌的护士。（邹平市人民医院供图）

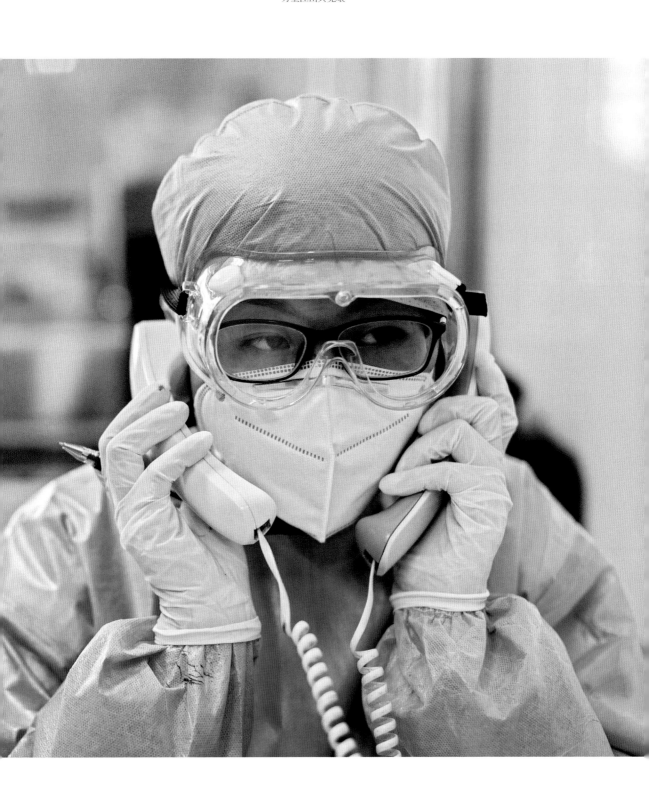

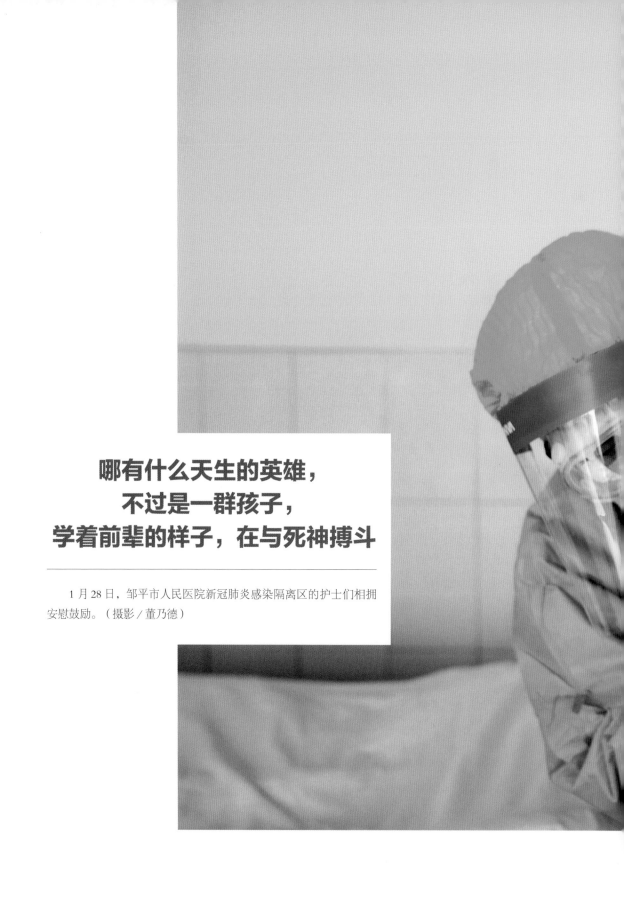

哪有什么天生的英雄，
不过是一群孩子，
学着前辈的样子，在与死神搏斗

1月28日，邹平市人民医院新冠肺炎感染隔离区的护士们相拥安慰鼓励。（摄影/董乃德）

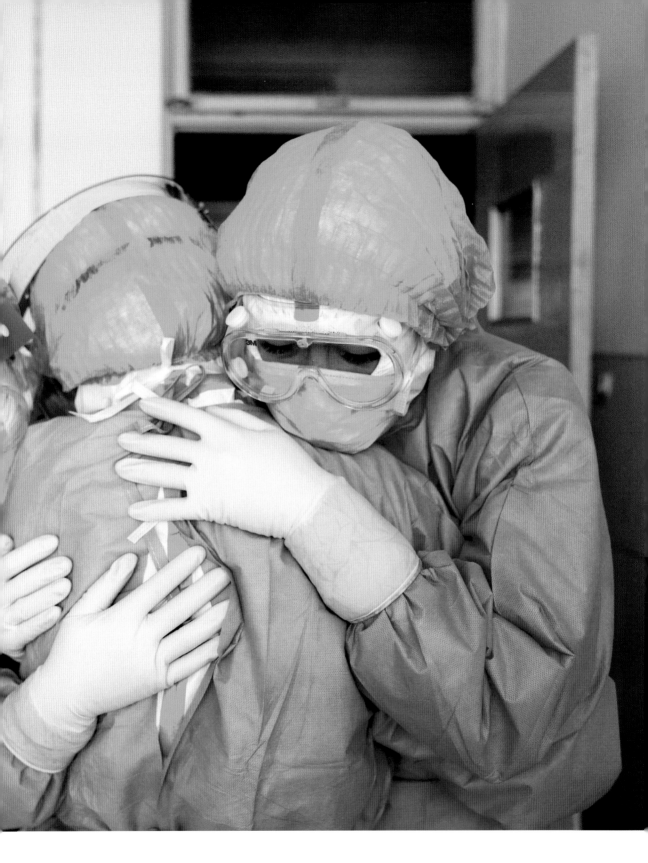

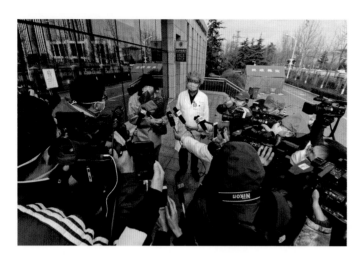

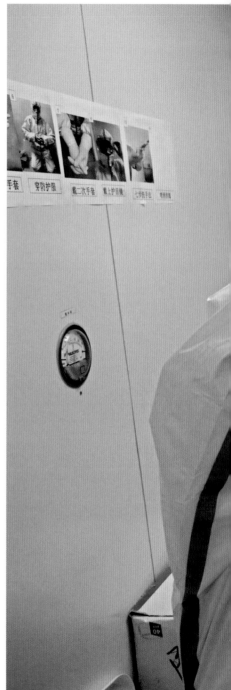

上图／1月29日，山东首例新冠肺炎确诊患者在青岛康复出院。（摄影／王建亮）

右图／1月30日，海军军医大学医疗队重症监护室医护人员在进入ICU前合影。乐观的心态成为我们战胜疫情的强大"武器"。（新华社）

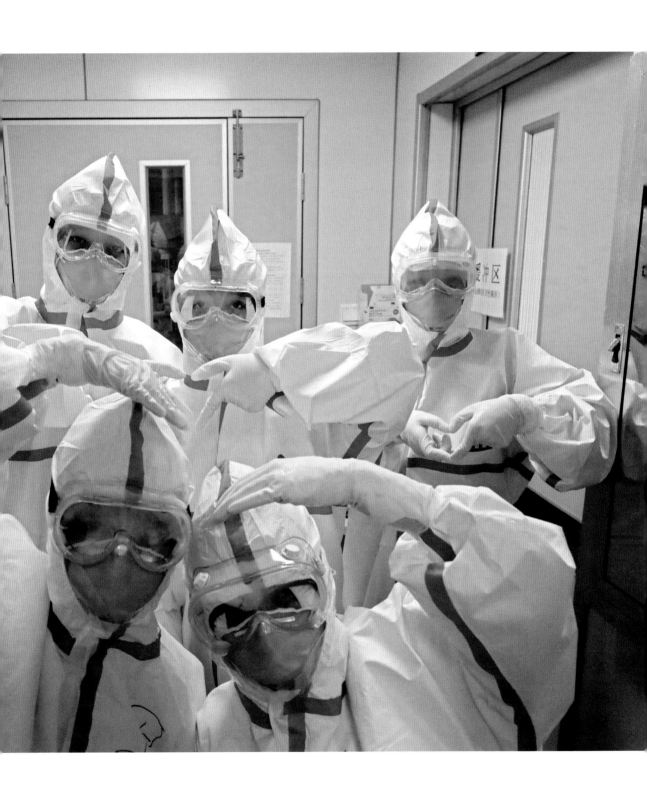

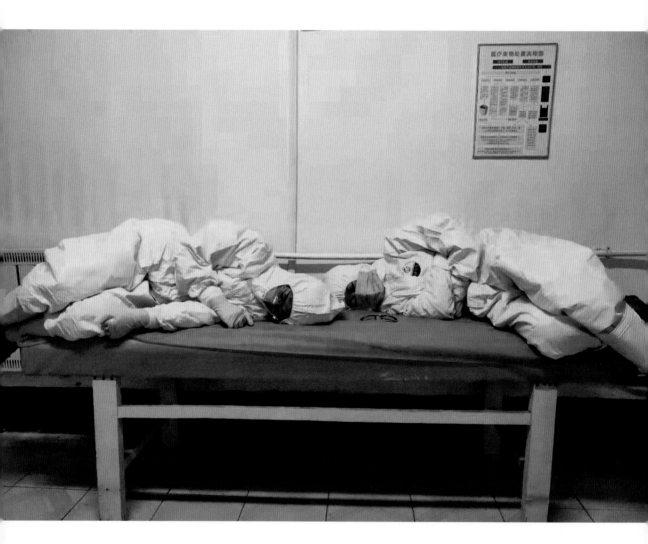

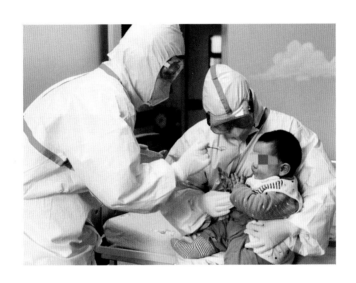

左图／1月30日，忙碌了一夜的医护人员挤在观察床上稍微休息一下。（邹平市人民医院供图）

上图／2月3日，在武汉儿童医院内科综合病区病房，护士喂6个月大的乐乐吃东西。医护人员身披铠甲当"超人爸妈"。（新华社）

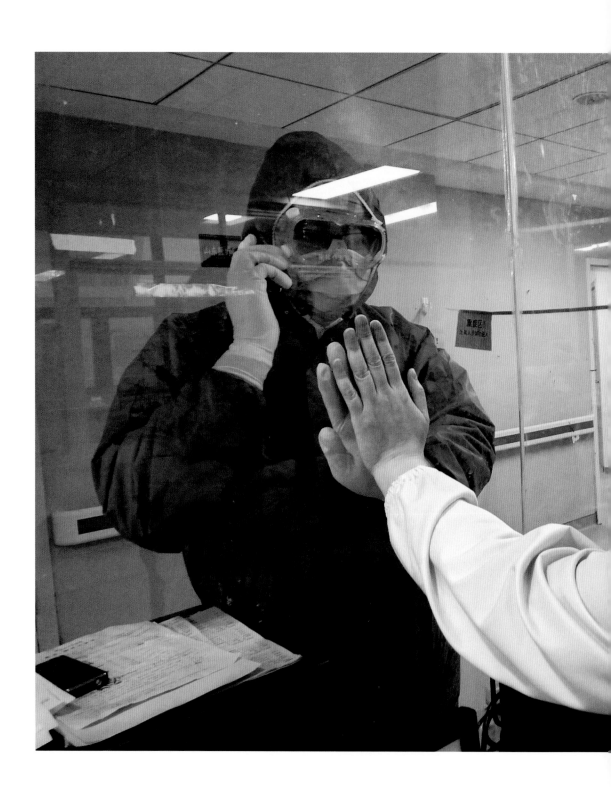

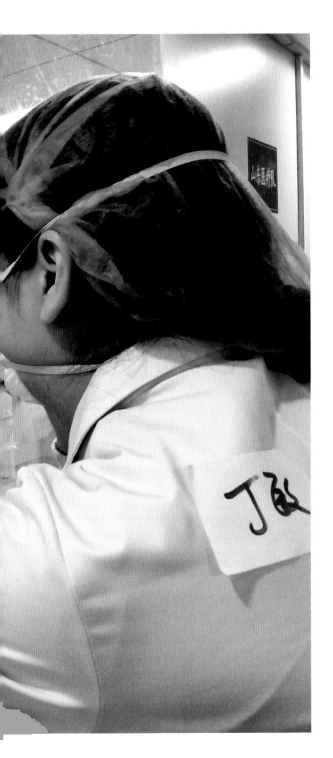

战友

2月2日值夜班时，山东省第一批援助湖北医疗队队员、山东省立医院护士长丁敏在病区偶遇同事曹恒，才知曹恒加入第二批医疗队也来到了黄冈。同一家医院的两位同事，在黄冈成为战友，两人隔窗通电话，互相加油鼓劲。（山东援助湖北医疗队供图）

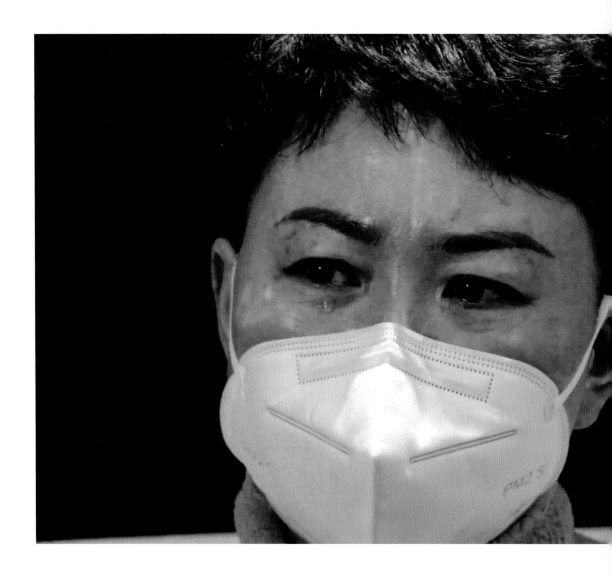

您放心，老人走得很安详

  大别山区域医疗中心的新冠肺炎 ICU 病房里，山东医疗队竭尽全力也没能留住老人的生命。新冠肺炎病房是隔离病区，不允许家属进入，所以陪病人走到最后的是医护人员。"请您放心，老人最后走得很安详，没有痛苦，很有尊严。"参与抢救的医护人员苏晓燕在日记中写道："他儿女如果知道的话，也不会因为没来送老人而感到遗憾了。"（摄影／贺辉）

人做最后的整理。我就按照我们家乡的风俗给老人擦了擦脸，刮干净了胡须，整理了一下头发。我再按照医院的处理尸体流程，做好了消毒。我用洁白的新床单把老人裹起来，整理得整整齐齐，干干净净。

在这种环境下，家属不知也不能来送别是多大的遗憾。我们尽量做到替他儿女做好这些事，让老人走得有尊严，不孤单。家属不能来，照样有人管。他儿女如果知道的话也不会因为没来送老人留有遗憾，因为我替他们做好了。我给老人扎收拾物品时，看到他床头上家属送来的紫红的草莓子还没吃，我落泪了。我想了医疗界的一句名言："有时是治愈，常常是帮助，总是去安慰。"

早晨8点左右，珠弓满叫我进去帮忙，3床是个继发有剥脱性皮炎的病人，背部大部的皮肤剥脱，露着鲜红色的创面。一翻动病人，病人疼的打哆嗦，病人太可怜了。他有气管切开，不能说话，但他神志清楚，能用点头、摇头回答我们的问题。我们以最快的速度给他用碘伏消毒，用纱布覆盖，病人床上干干净净的。

中午12点了，我要交儿班，去七楼脑脂病房式

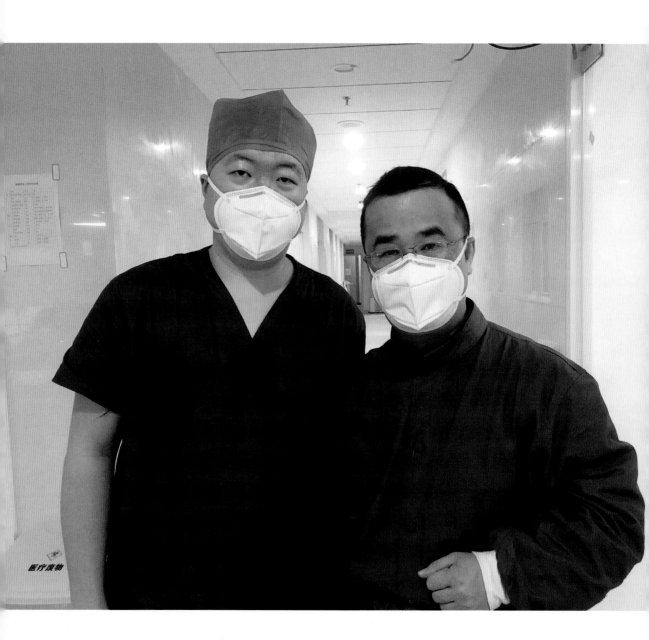

有一种缘分，叫长大后我就成了你

山东援助湖北医疗队队员，90 后主管护师王冰在浏览援助队员名单时，看到了一个名字——刘清岳。13 年前，王冰因青霉素过敏导致肺水肿住进了 ICU 病房，病情凶险，让他成功逃脱死神缠扰的正是这张名单中的聊城市第二人民医院重症医学科医生刘清岳。2 月 12 日，两人在异乡的"战场"上相遇，成为并肩作战的战友。（山东援助湖北医疗队供图）

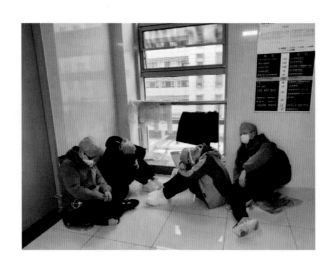

上图／2月6日，山东省第三批援助湖北医疗队的部分队员下班后疲惫地在电梯间睡着了。（山东援助湖北医疗队供图）

右图／2月8日，深夜巡视的山东援助湖北医务人员为熟睡的患者戴好呼吸面罩。（山东援助湖北医疗队供图）

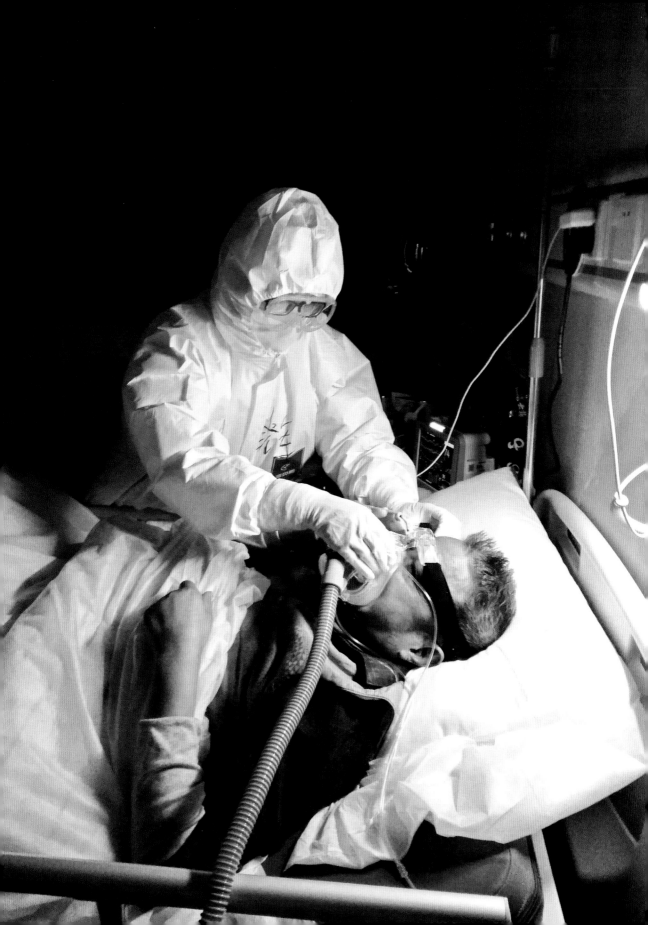

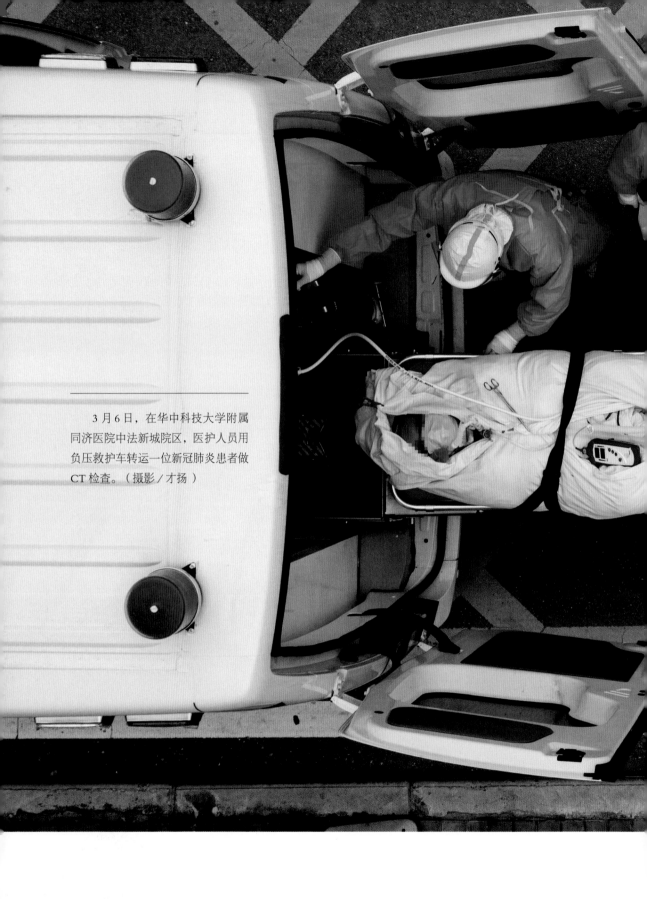

3月6日，在华中科技大学附属同济医院中法新城院区，医护人员用负压救护车转运一位新冠肺炎患者做CT检查。（摄影／才扬）

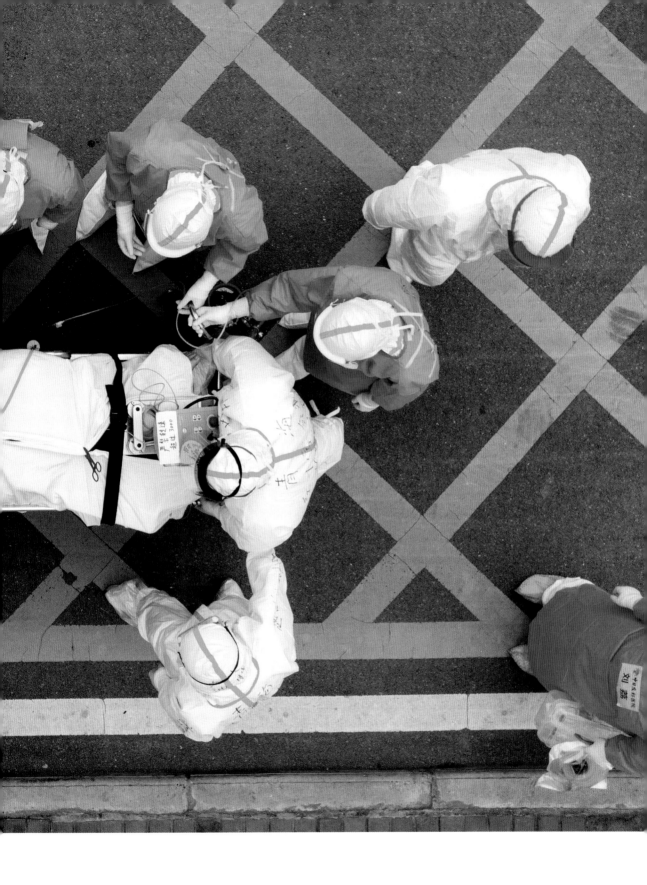

汗水

2月10日，一名走出隔离区的医生摘下护目镜倒出积攒的汗水。

当日，习近平在北京调研指导新冠肺炎疫情防控工作时强调，当前疫情形势仍然十分严峻，各级党委和政府要坚决贯彻党中央关于疫情防控各项决策部署，坚决贯彻坚定信心、同舟共济、科学防治、精准施策的总要求，再接再厉、英勇斗争，以更坚定的信心、更顽强的意志、更果断的措施，紧紧依靠人民群众，坚决把疫情扩散蔓延势头遏制住，坚决打赢疫情防控的人民战争、总体战、阻击战。（摄影／杜昱葆）

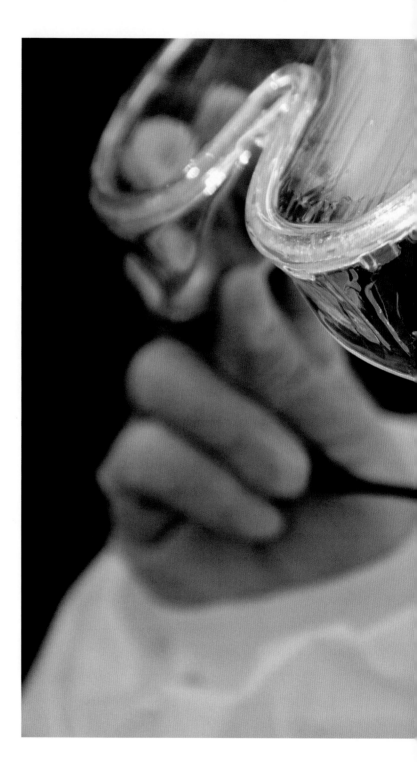

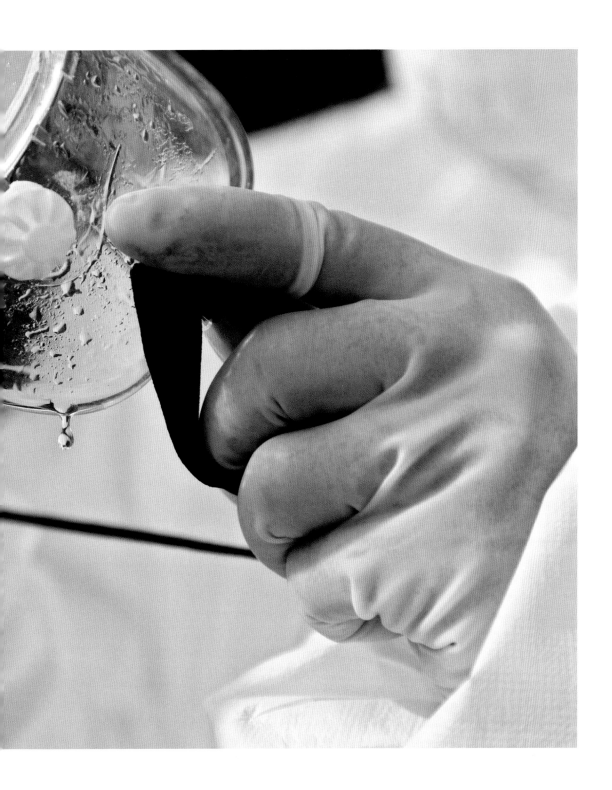

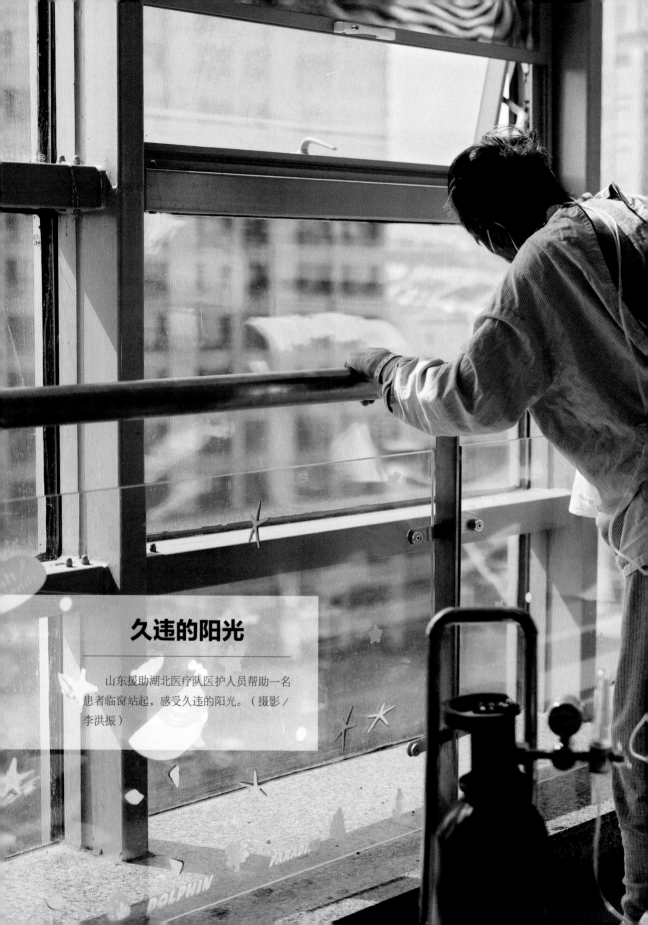

久违的阳光

山东援助湖北医疗队医护人员帮助一名患者临窗站起，感受久违的阳光。（摄影／李洪振）

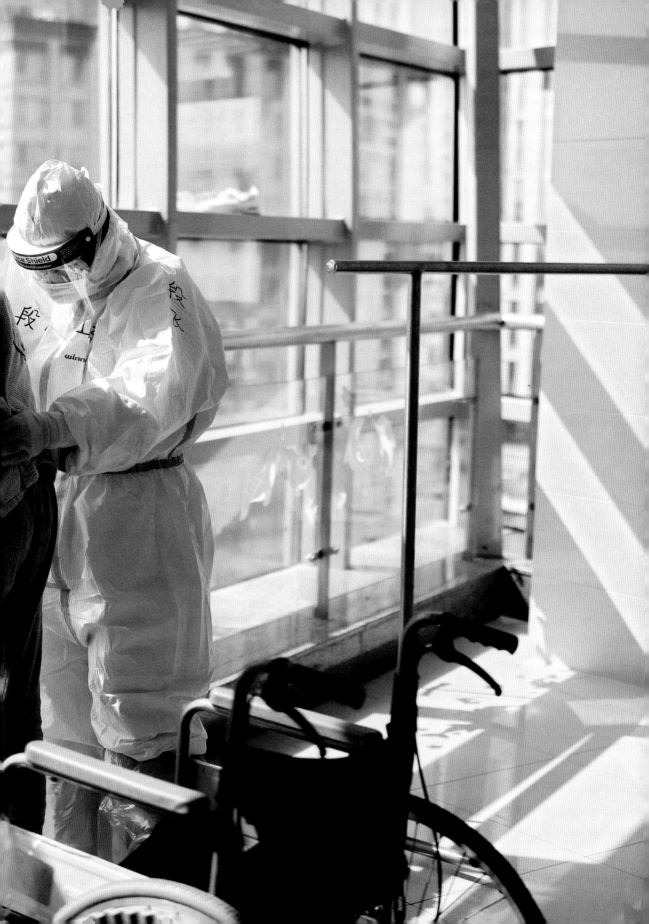

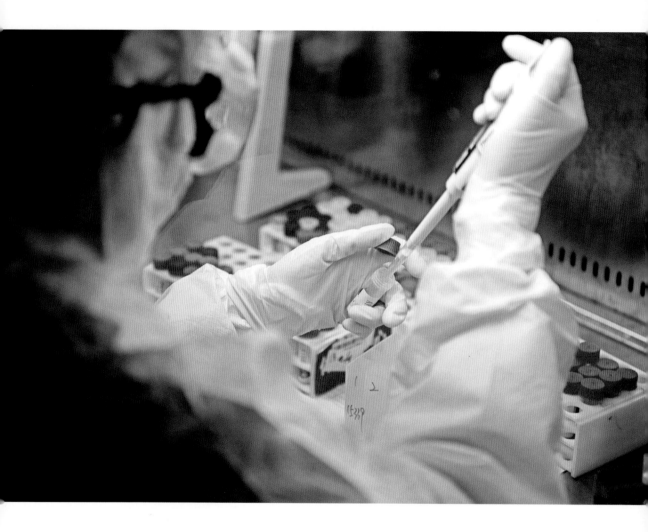

2月19日，工作人员在检测新型冠状病毒核酸样本。（新华社）

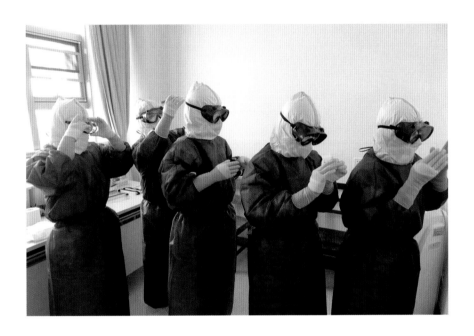

2月23日，准备进入病区的医护人员互相检查防护服。（摄影／刘宇）

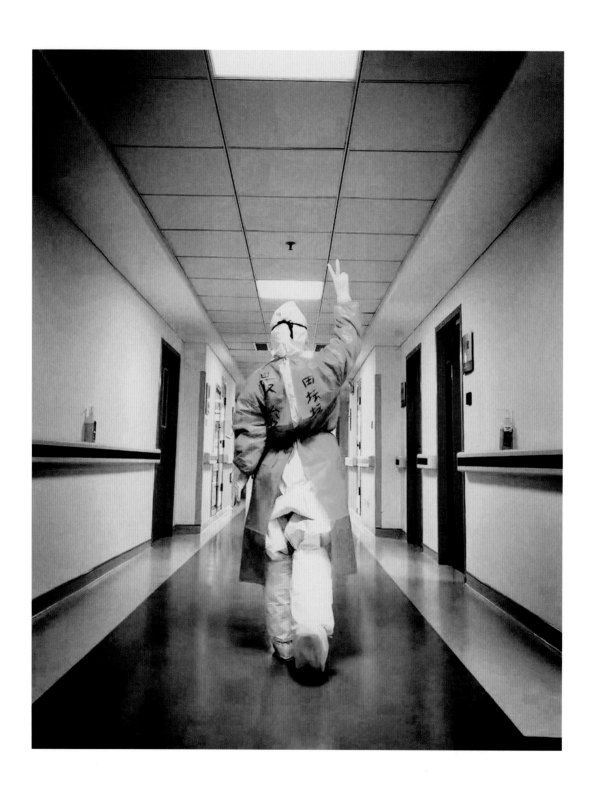

期待胜利!

　　随着医疗救治有序开展，山东省内战"疫"一线好消息频传，治愈出院患者数量不断增加。截至 2 月 28 日，全省累计治愈出院人数已达确诊总人数的 53.4%，曙光初显。

　　2 月 27 日，济医附院感染性疾病科医护人员做出"胜利"的手势。（摄影／马骏）

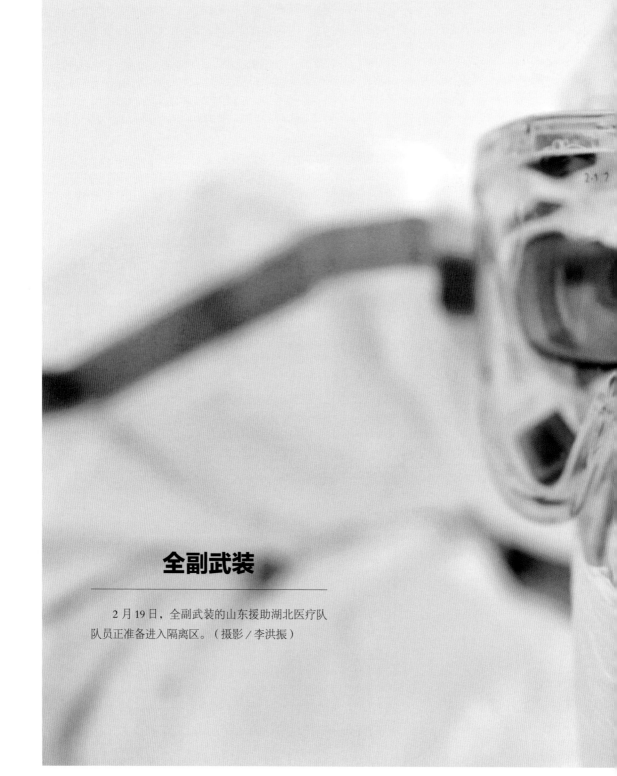

全副武装

2 月 19 日，全副武装的山东援助湖北医疗队队员正准备进入隔离区。（摄影／李洪振）

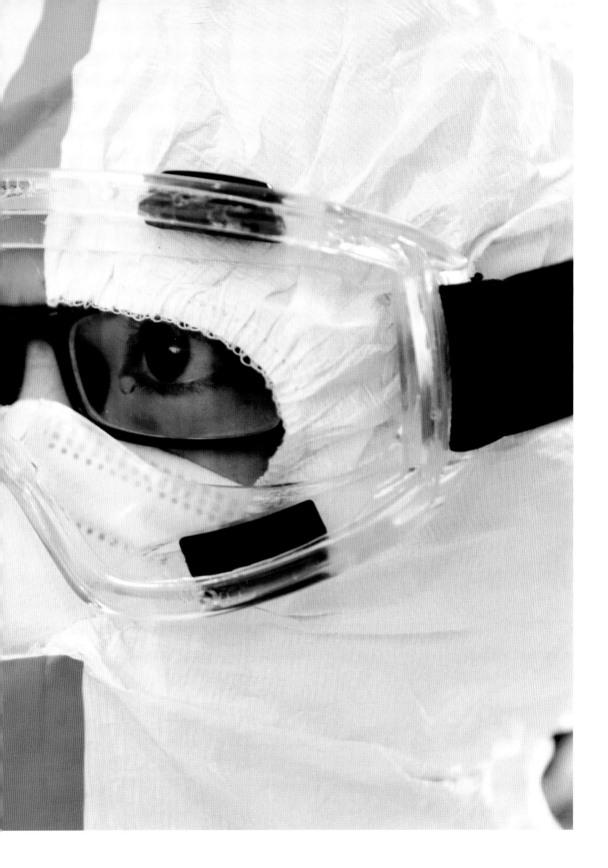

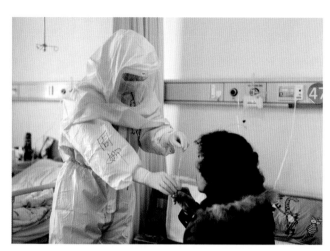

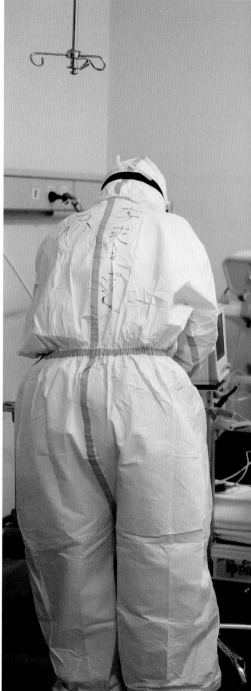

每一个细节都做到最好

上图／山东援助湖北医疗队队员为患者精准用药。（摄影／李洪振）

右图／2月28日，山东省立医院援助湖北医疗队在会诊。（摄影／李洪振）

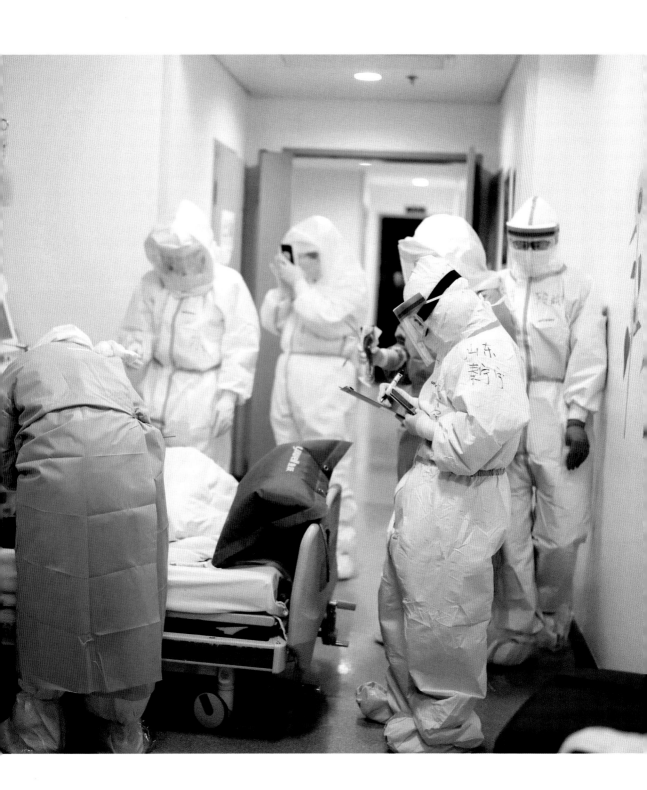

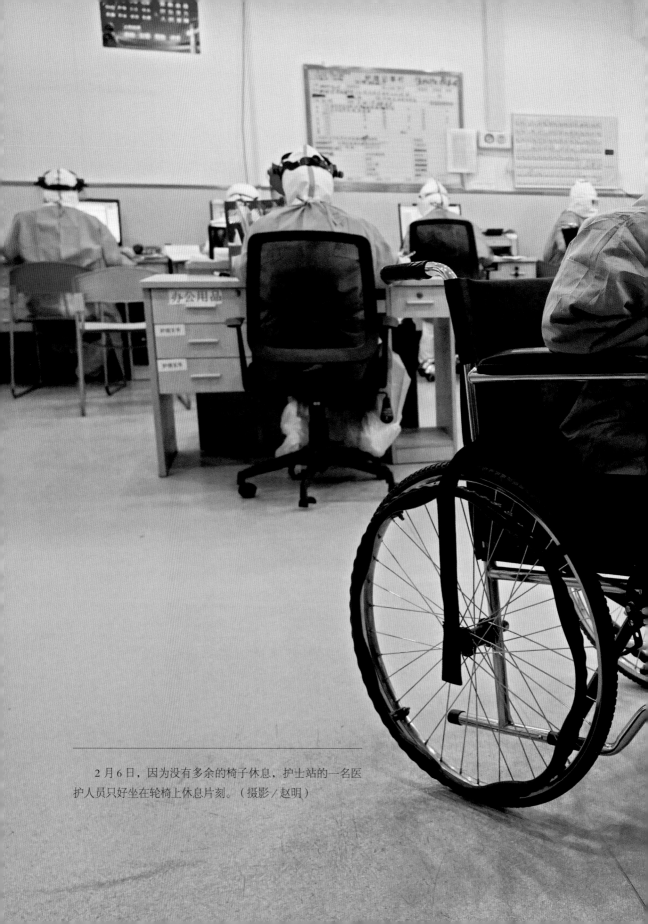

2月6日，因为没有多余的椅子休息，护士站的一名医护人员只好坐在轮椅上休息片刻。（摄影／赵明）

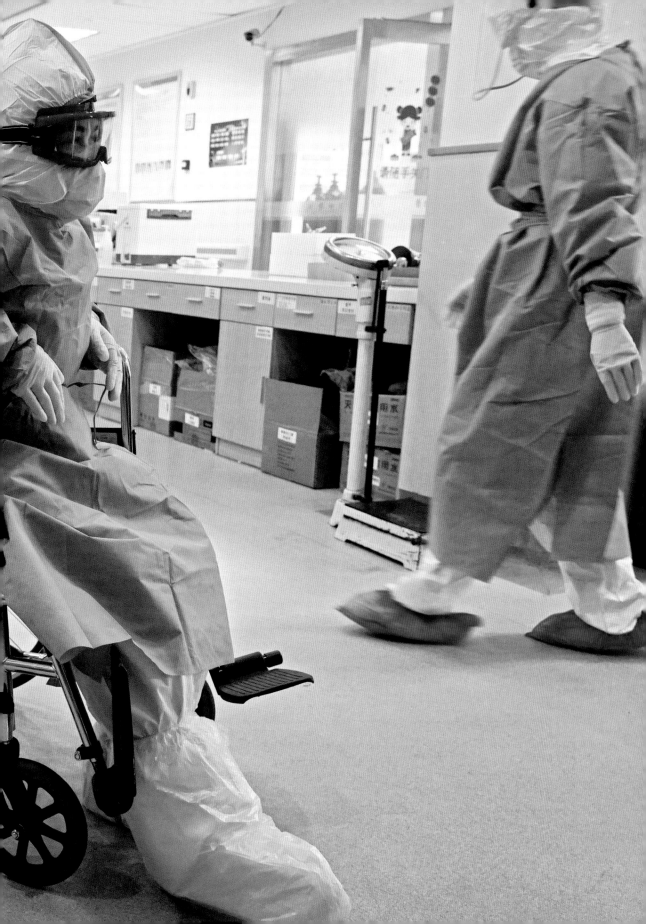

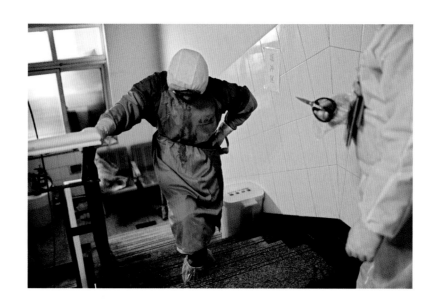

上图／2月11日，济南疫区疑似患者留观点，在楼梯上短暂休息的医护人员。
（摄影／王峰）

右图／医护人员送同事进入隔离病房前，击拳互相鼓劲儿。（摄影／和冠欣）

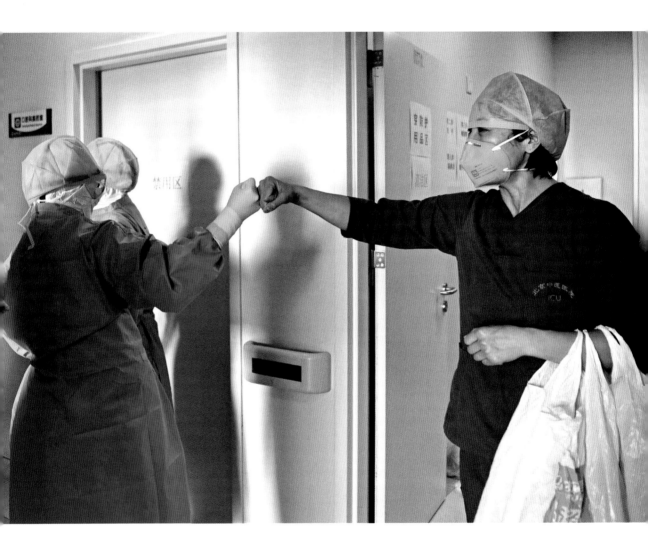

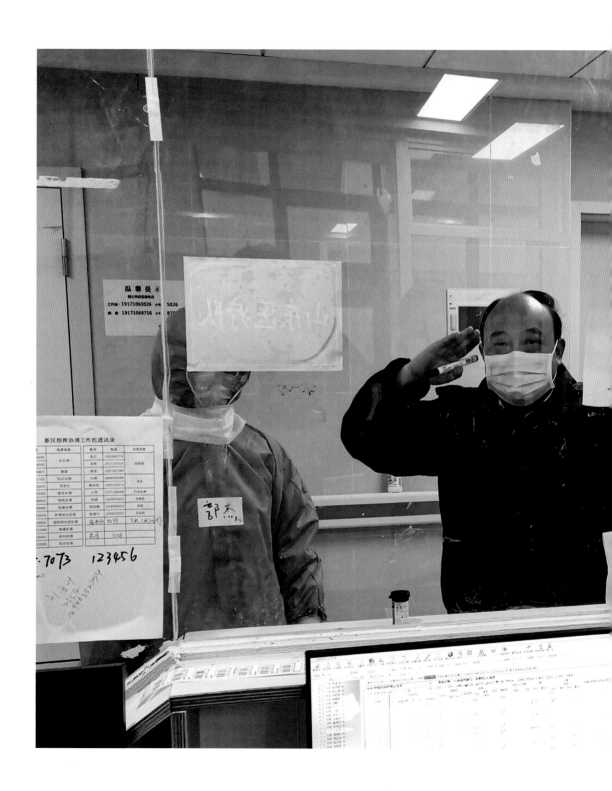

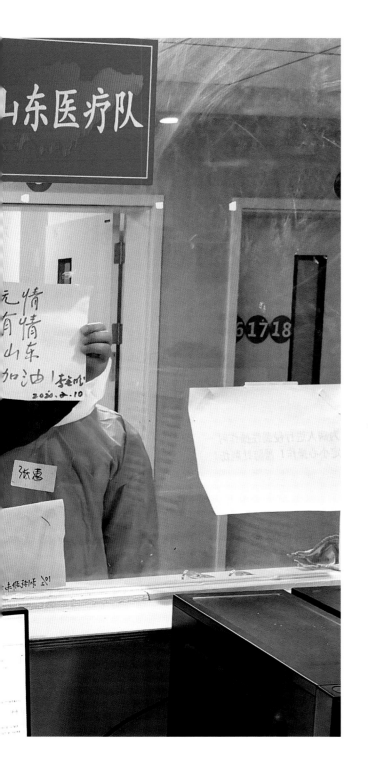

疫情无情，山东有情

2月10日，一名退伍军人出院时行军礼向山东医疗队致敬，并喊出"山东泰山，黄冈靠山"。（山东援助湖北医疗队供图）

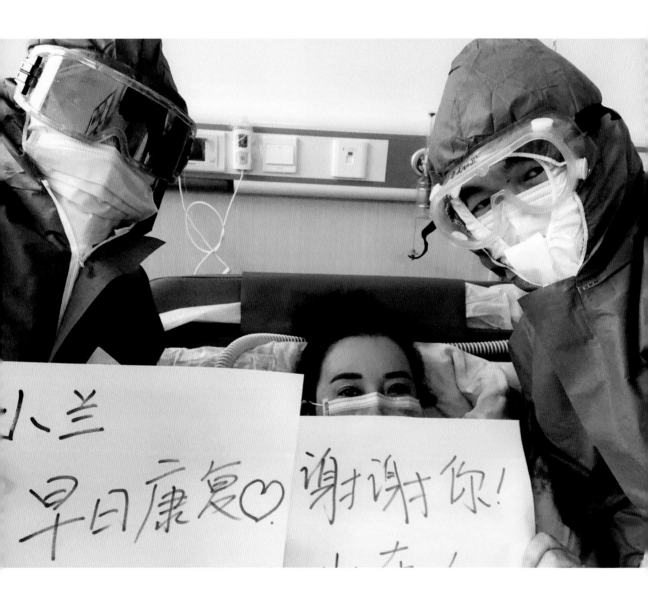

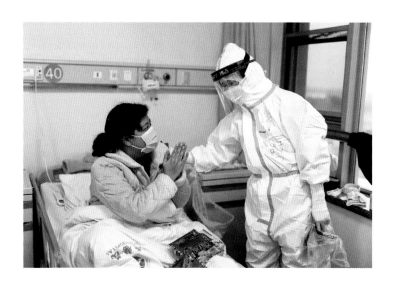

"谢谢你，山东人"

左图 /2 月 11 日，武汉，一名新冠肺炎患者写下"谢谢你，山东人"。（山东援助湖北医疗队供图）

上图 / "流涎 – 流口水"

"莫和不过 – 别害怕"

"老俩 – 妈妈"

"冇得 – 没有"

为了更好地与当地患者交流，山东医疗队队员需要掌握湖北方言。山东大学齐鲁医院的队员们，在进驻武汉 48 小时后，就组织策划编写了《国家援鄂医疗队武汉方言实用手册》，还配有音频版。这样的医疗队伍，这样的医疗软环境，专业高效又充满温情。(摄影 / 李洪振)

简单却永恒的记忆

2月12日，山东大学第二附属医院医疗队队员抗"疫"一线的生日聚会，简单却永恒的记忆。（摄影／高妍）

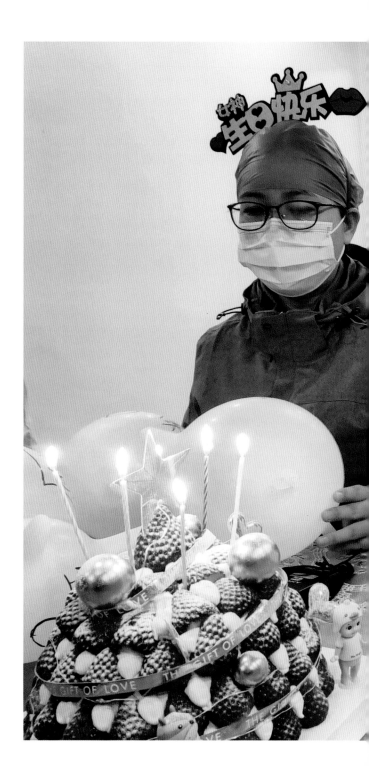

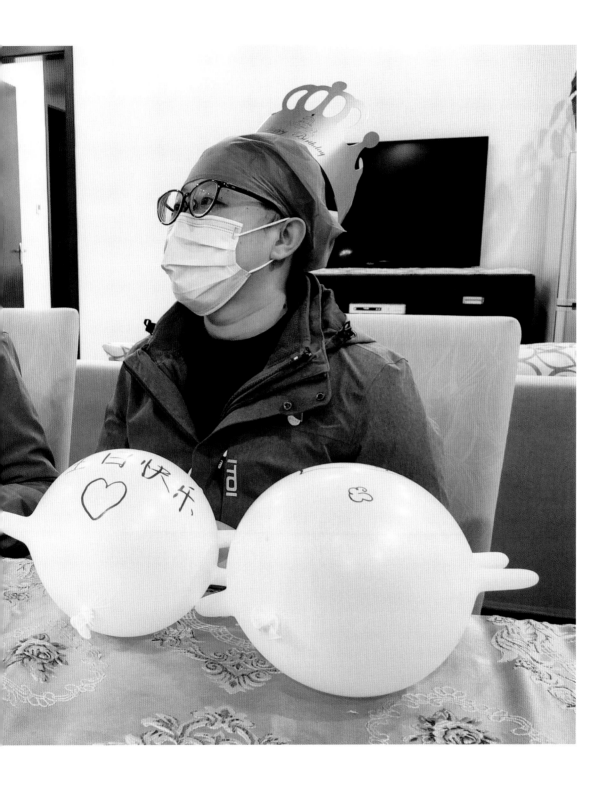

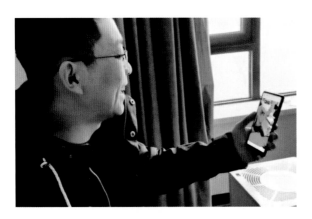

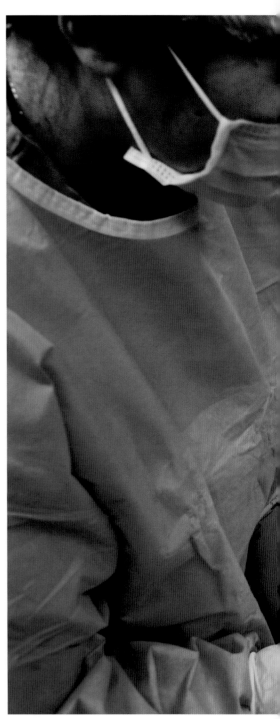

新生命

　　右图／2月5日，泰安，山东第一医科大学二附院洁净手术部，一台剖宫产手术即将进行。产妇是该院首批援助湖北医疗队队员李成龙的妻子宋慧。1月25日医疗队出征之际，他们就约定：你们在前方抗击疫情，我们在后方守护生命。11点24分，宋慧顺利娩出一名3000克重男婴。（摄影／文波）

　　上图／医疗队员李成龙用手机视频连线得知妻子生下二胎，喜笑颜开。（山东援助湖北医疗队供图）

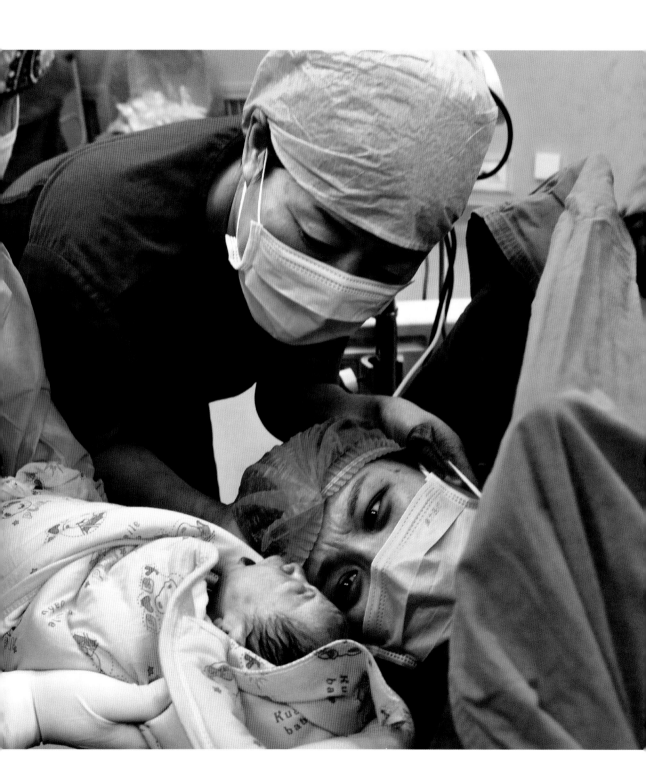

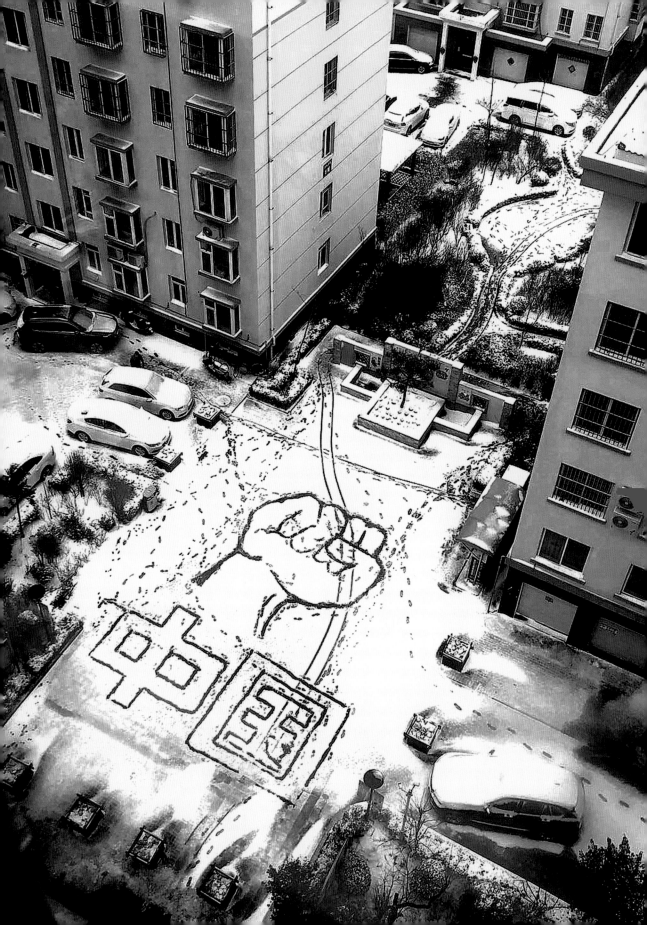

中国加油

2 月 15 日，一场自北而来的大雪覆盖了近半个中国，这场漂亮的春雪让疫情中宅在家里的人们轻松了很多，毕竟，包括湖北在内的全国新冠肺炎感染确诊病例已经连续十天保持下降。

山东寿光，那个恨不得将所有大棚蔬菜搬到武汉居民家里的地方，出现了一幅独特的"雪中画"。画很简单，在楼宇之间的雪地里，有人用脚步"画"出了一个紧握的拳头和工整的"中国"二字。这个特殊的春天，中国太需要加油，武汉太需要加油。

不曾想，这幅简单的"画"却在网上掀起了一场"美丽的误会"。全国各地的网友都出来"认领"这张图片。于是，它在寿光、在大连、在沈阳……甚至被某媒体"空降"到了武汉！每一个国人，都在这场"误会"中，希望为中国加油、为武汉加油的是自己的城市。

对出现报道失误的媒体而言，这是一次严肃的"事件"，但是，对于每一个想"认领"这幅"画"的中国人而言，这是一个共同的心声：这个春天，我们与祖国一起，与武汉一起！并肩作战，抗击疫情！

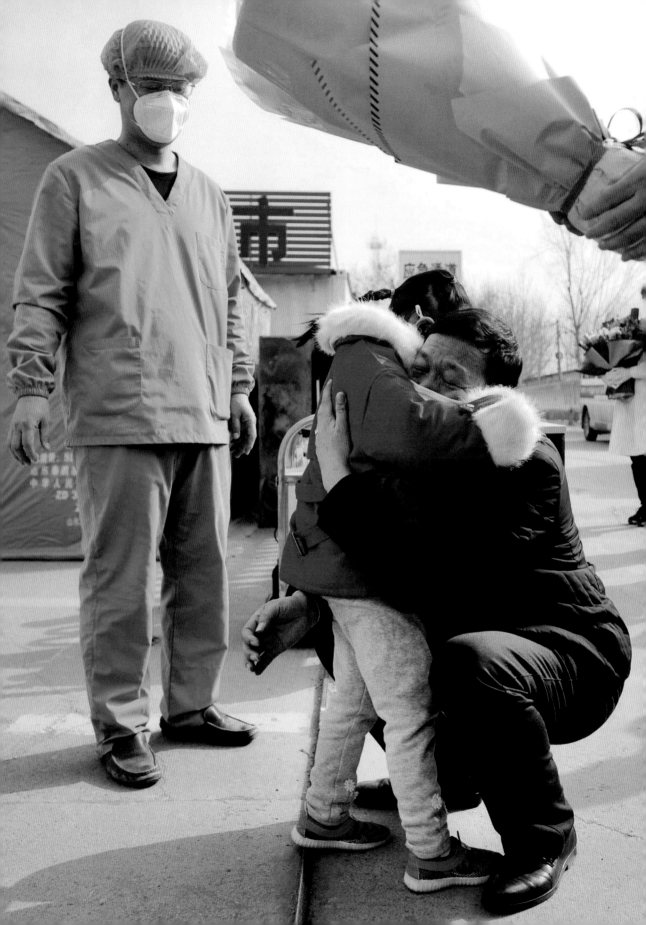

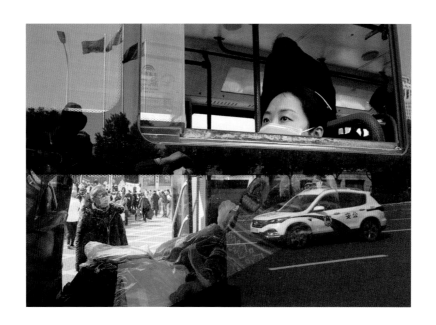

出院

左图／2月23日，山东济宁5岁小患者出院，与家人相拥。（摄影／杨国庆）

上图／3月10日，李女士从洪山体育馆方舱医院出院，她的父母仍住在火神山医院。（摄影／刘宇）

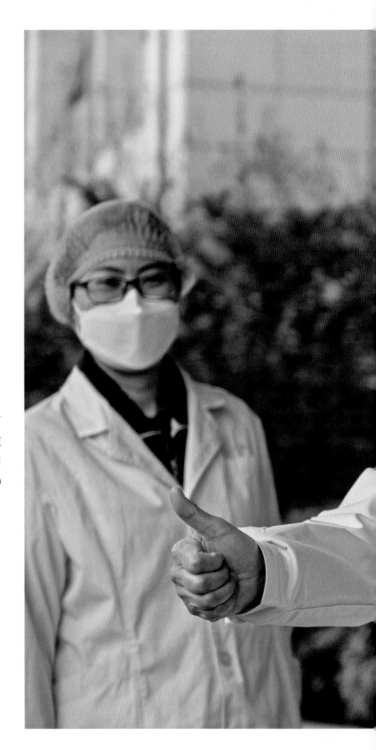

3月16日，在武汉大学人民医院东院区，中国工程院院士、国家卫生健康委高级别专家组成员李兰娟（中）送别第600位出院患者。（新华社）

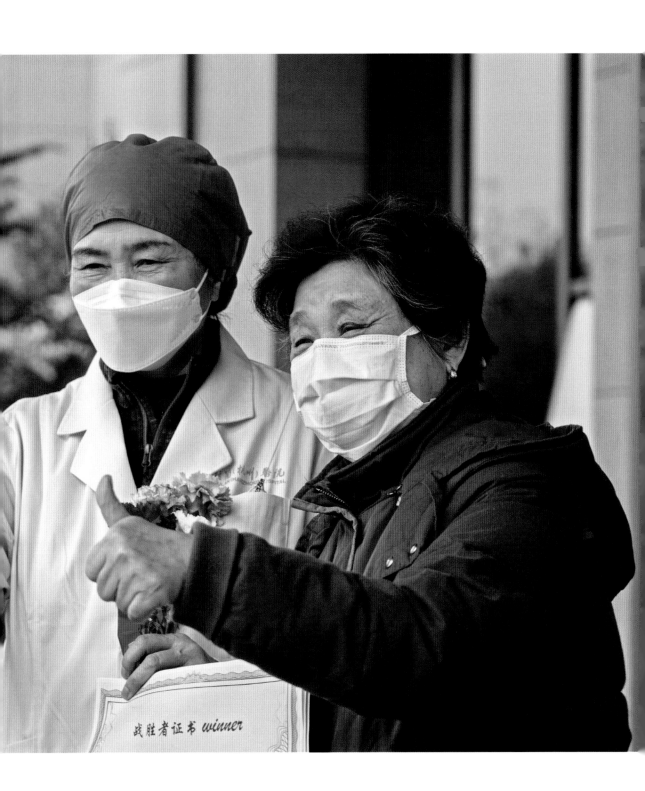

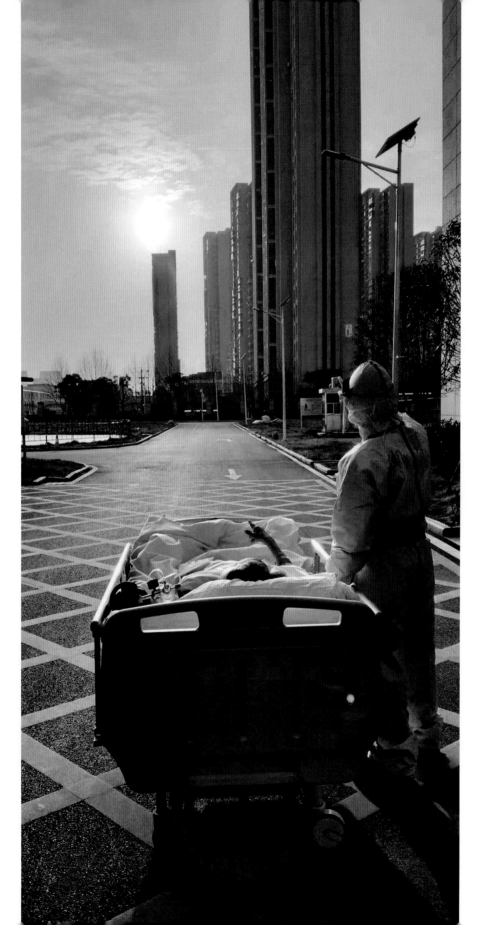

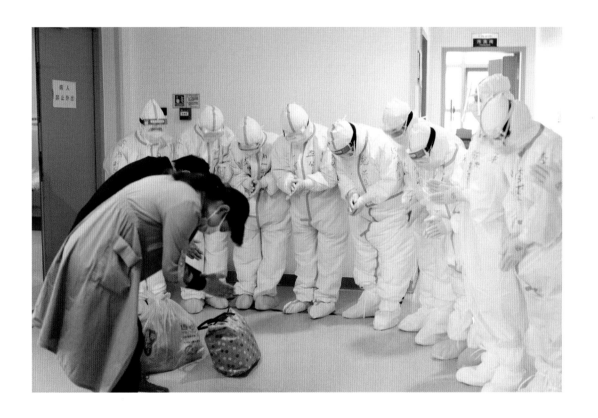

温暖

左图／落日余晖下的温暖。（摄影／甘俊超）

上图／最深的谢意。

3月23日，国务院联防联控机制新闻发布会通报，湖北和武汉已经连续5天没有新增确诊病例和疑似病例，现有确诊病例数持续下降。但"零新增"不等于零风险，疫情防控任务依然艰巨繁重。（摄影／李洪振）

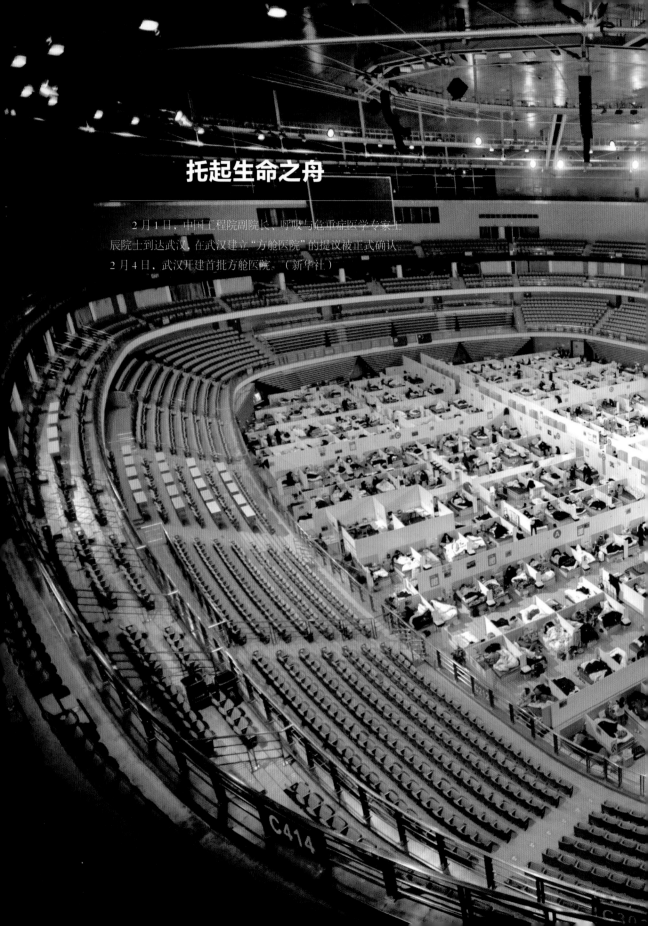

托起生命之舟

2 月 1 日，中国工程院副院长、呼吸与危重症医学专家王辰院士到达武汉，在武汉建立"方舱医院"的提议被正式确认。2 月 4 日，武汉开建首批方舱医院。（新华社）

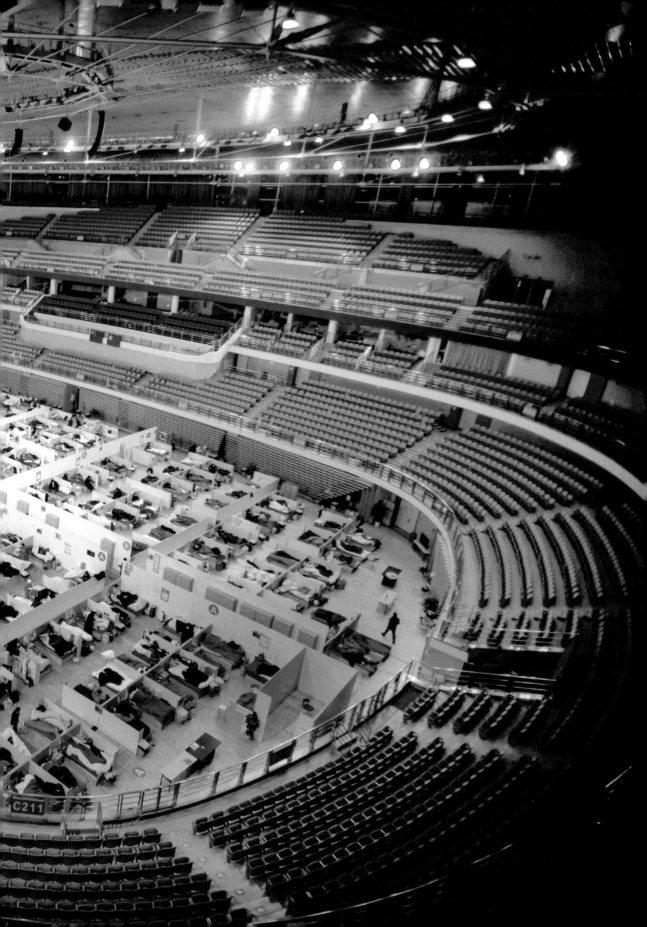

"读书哥"

　　在疫情阴云下，有人焦躁，有人笃定。2月5日，武汉方舱医院一位在病床上仍手捧书卷、心无旁骛阅读的年轻人顿时爆红网络。

　　这位理工博士后读的是一本社科书《政治秩序的起源》，书的作者、著名学者弗朗西斯·福山在推特上转发了这条新闻，让更多的人从一个人身上看到一座城的希望。（摄影/柯皓）

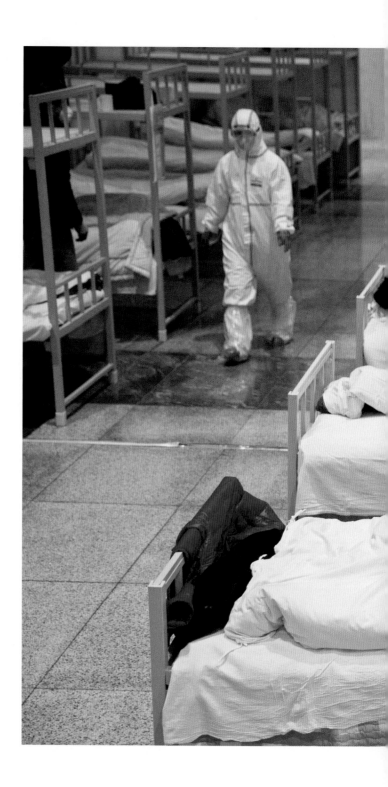

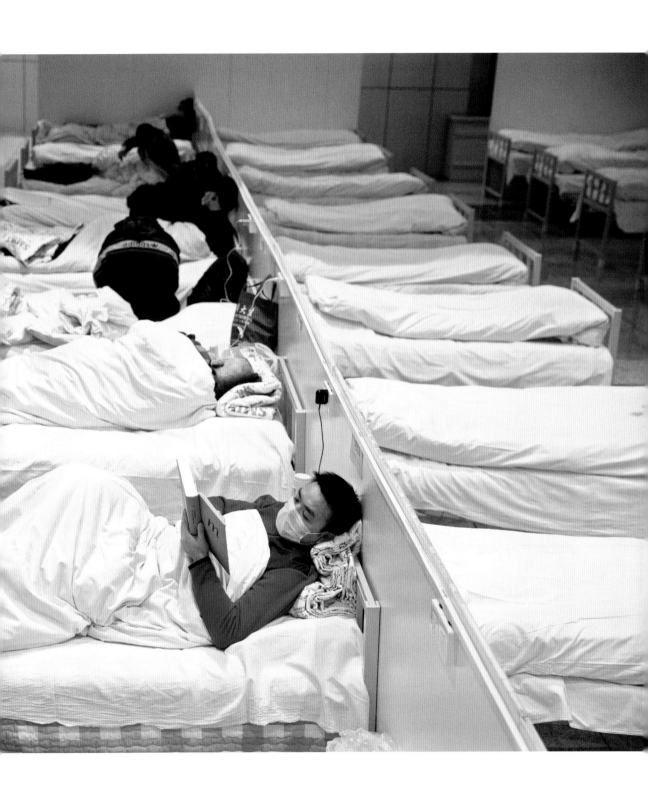

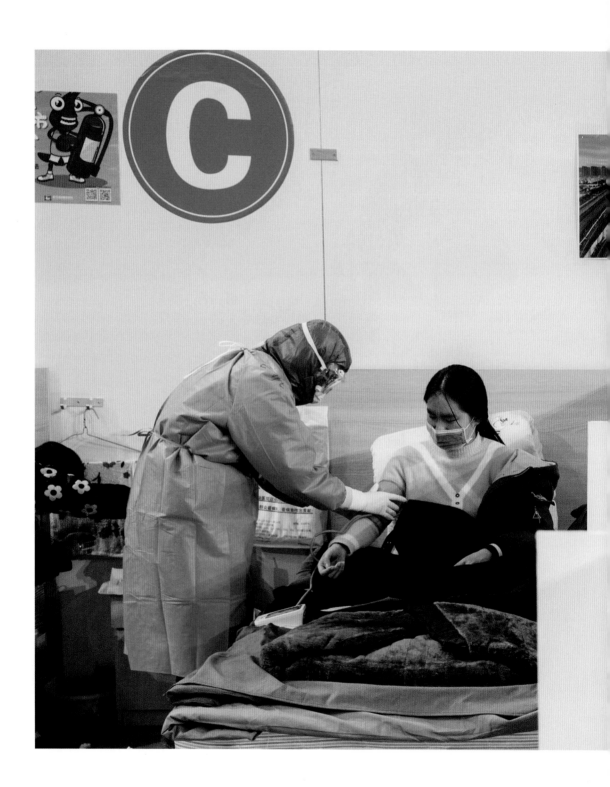

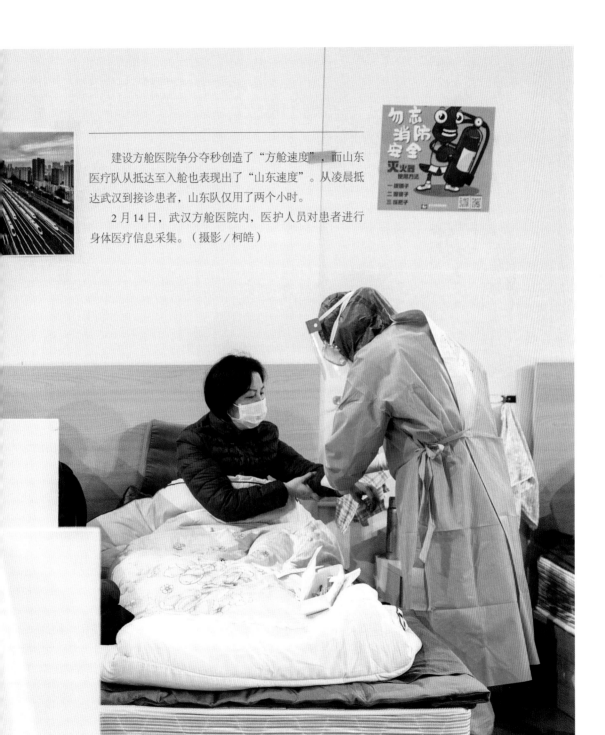

建设方舱医院争分夺秒创造了"方舱速度"，而山东医疗队从抵达至入舱也表现出了"山东速度"。从凌晨抵达武汉到接诊患者，山东队仅用了两个小时。

2月14日，武汉方舱医院内，医护人员对患者进行身体医疗信息采集。（摄影／柯皓）

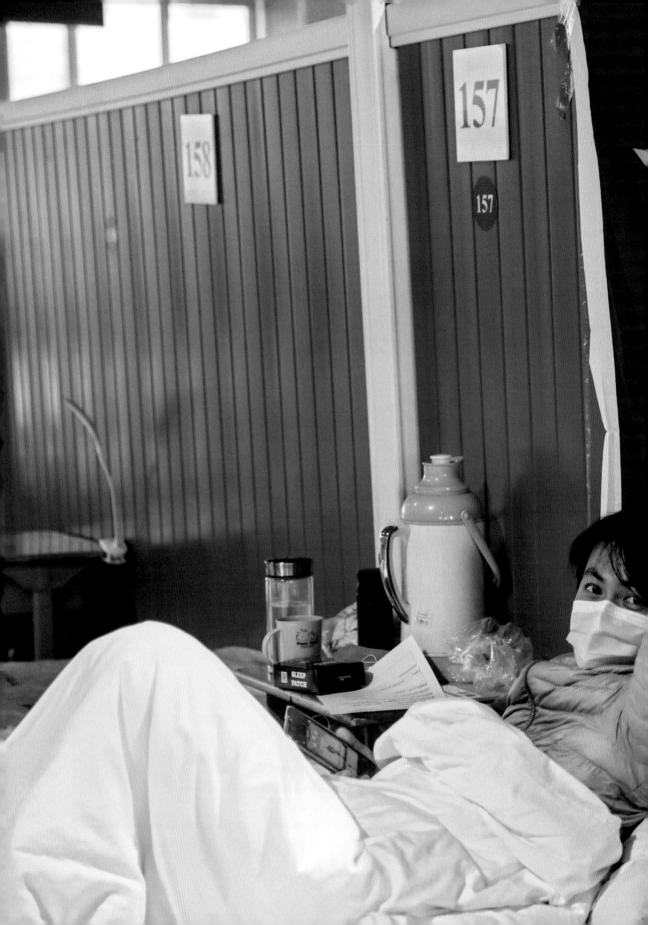

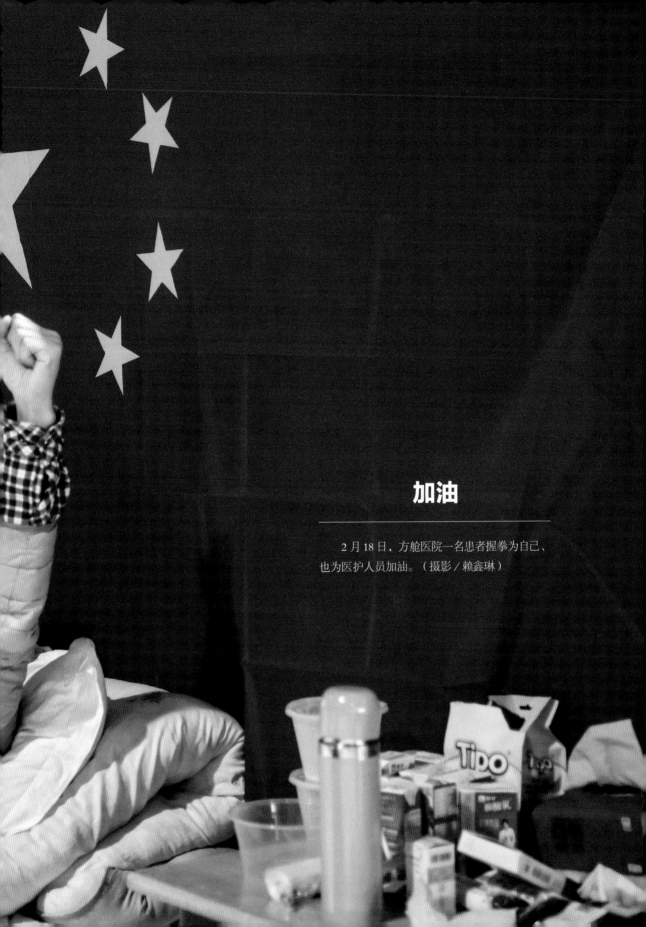

加油

2 月 18 日，方舱医院一名患者握拳为自己、也为医护人员加油。（摄影／赖鑫琳）

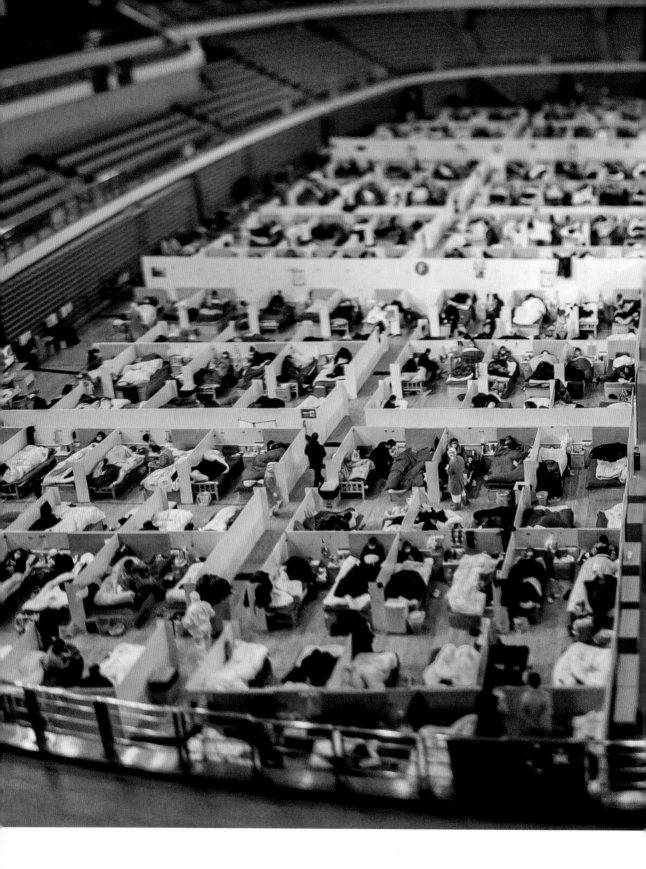

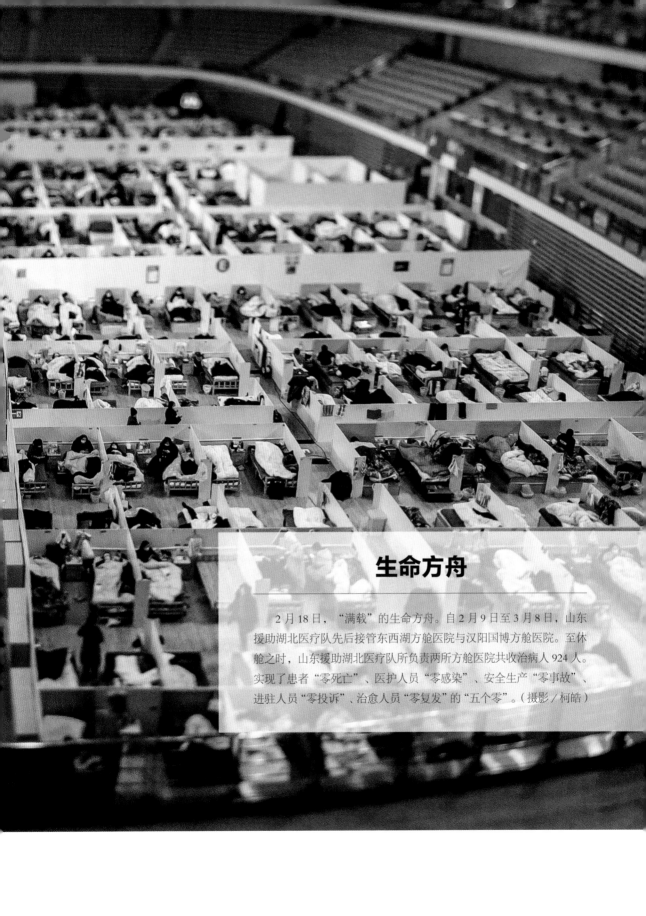

生命方舟

2月18日，"满载"的生命方舟。自2月9日至3月8日，山东援助湖北医疗队先后接管东西湖方舱医院与汉阳国博方舱医院。至休舱之时，山东援助湖北医疗队所负责两所方舱医院共收治病人924人。实现了患者"零死亡"、医护人员"零感染"、安全生产"零事故"、进驻人员"零投诉"、治愈人员"零复发"的"五个零"。（摄影／柯皓）

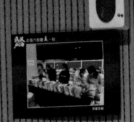

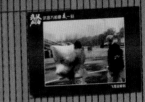

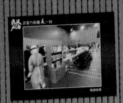

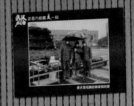

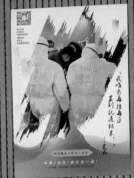

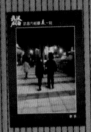

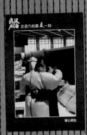

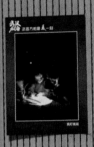

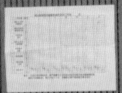

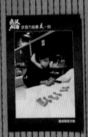

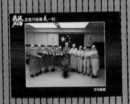

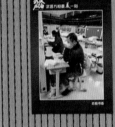

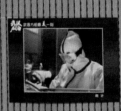

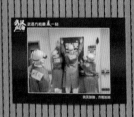

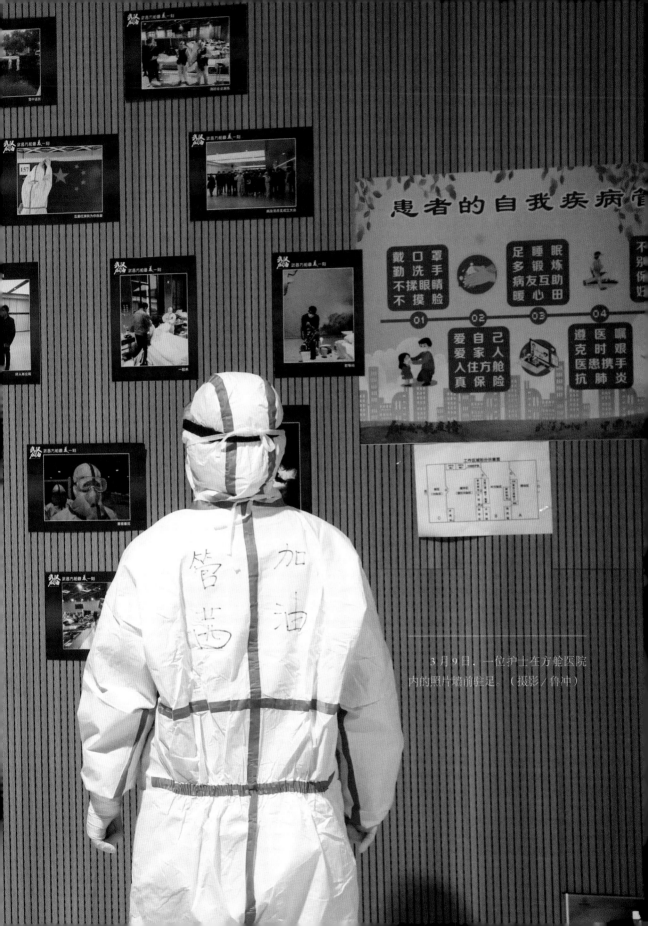

患者的自我疾病管

戴口罩　　　　　足睡眠
勤洗手　　　　　多锻炼
不揉眼睛　　　　病友互助
不摸脸　　　　　暖心田

01　　02　　03　　04

爱自己　　　　　遵医嘱
爱家人　　　　　克时艰
入住方舱　　　　医患携手
真保险　　　　　抗肺炎

加油

管茜

3月9日，一位护士在方舱医院
内的照片墙前驻足。（摄影／鲁冲）

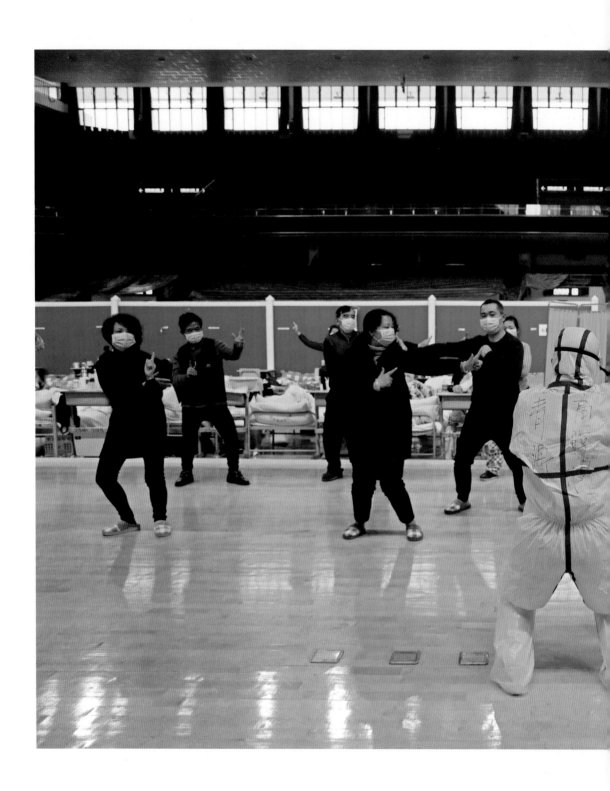

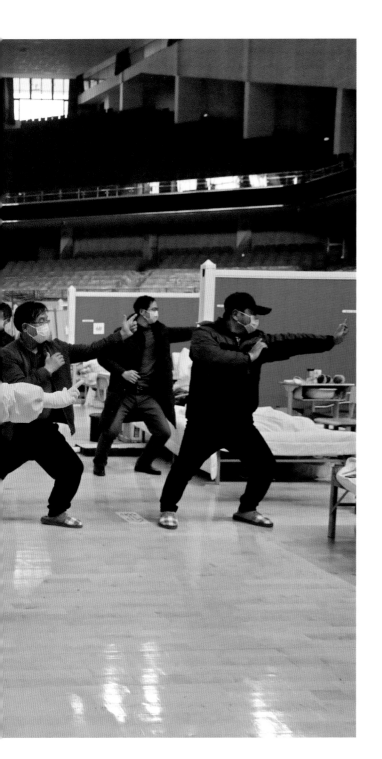

方舱生活

2月21日，武汉洪山体育馆方舱医院A区，护士带领轻症患者练习八段锦。（摄影／鲁冲）

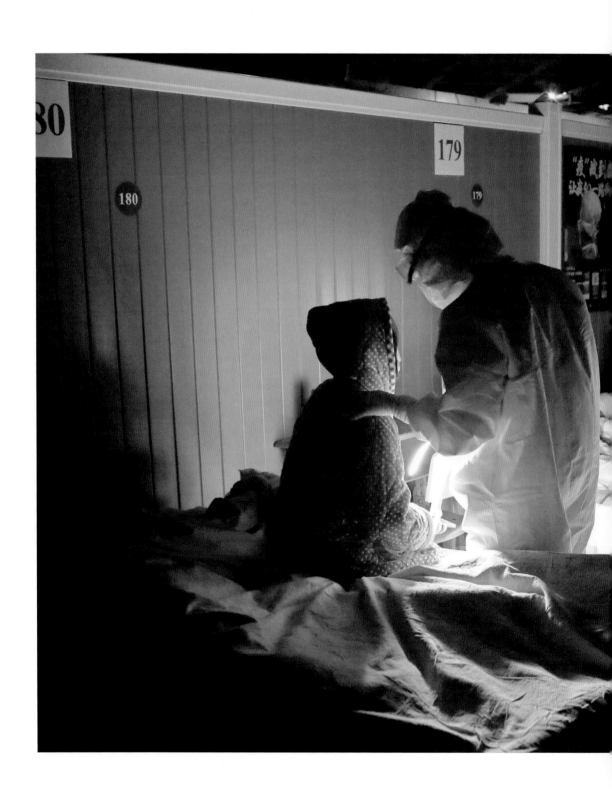

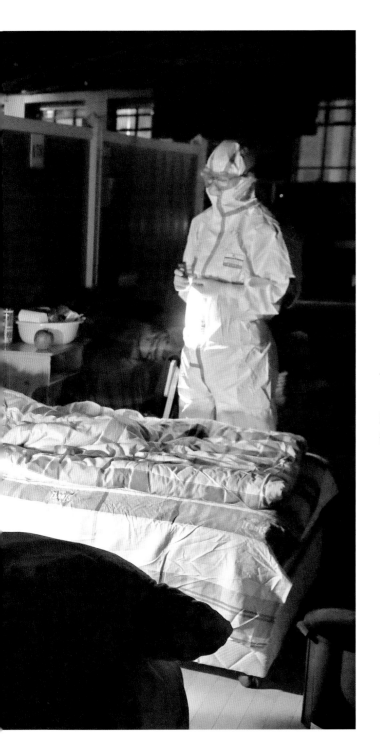

巡夜

3月9日深夜，武昌方舱医院C区，医护人员巡夜时与睡不着的患者细声交谈，安抚其焦虑的心情。（摄影／李舸）

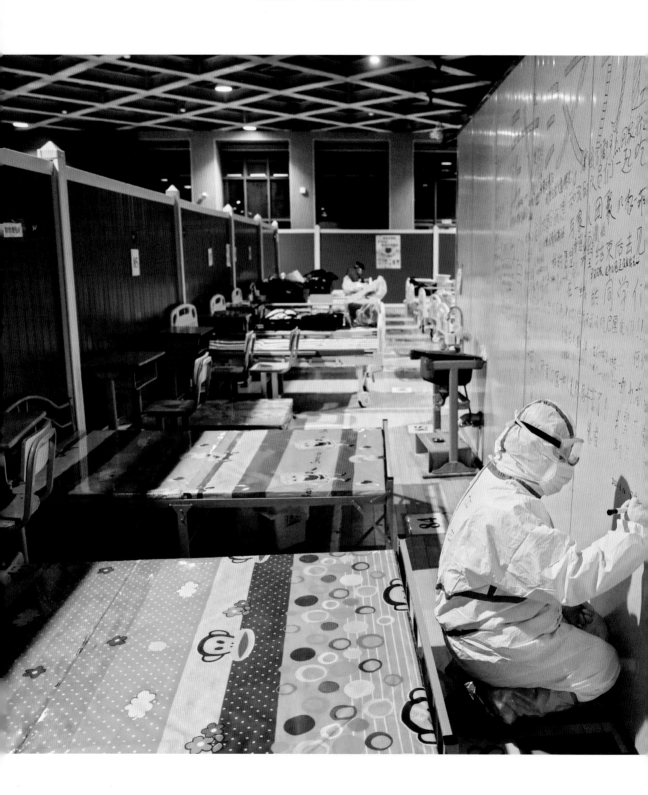

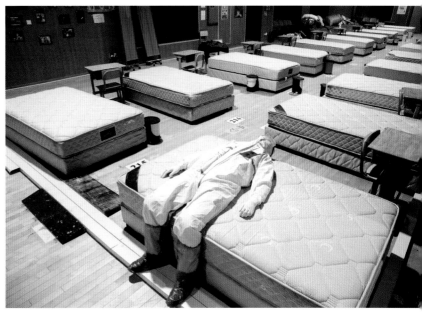

如释重负

左图／3月9日晚，方舱医院正式休舱前，一位护士在留言墙上写下自己的心愿。（摄影／赖鑫琳）

上图／3月9日晚，武昌方舱医院，湖北省人民医院江文洋医生，在结束了最后一个夜班后躺在空床上，如释重负。10日起，武汉所有的方舱医院全面休舱。（摄影／赖鑫琳）

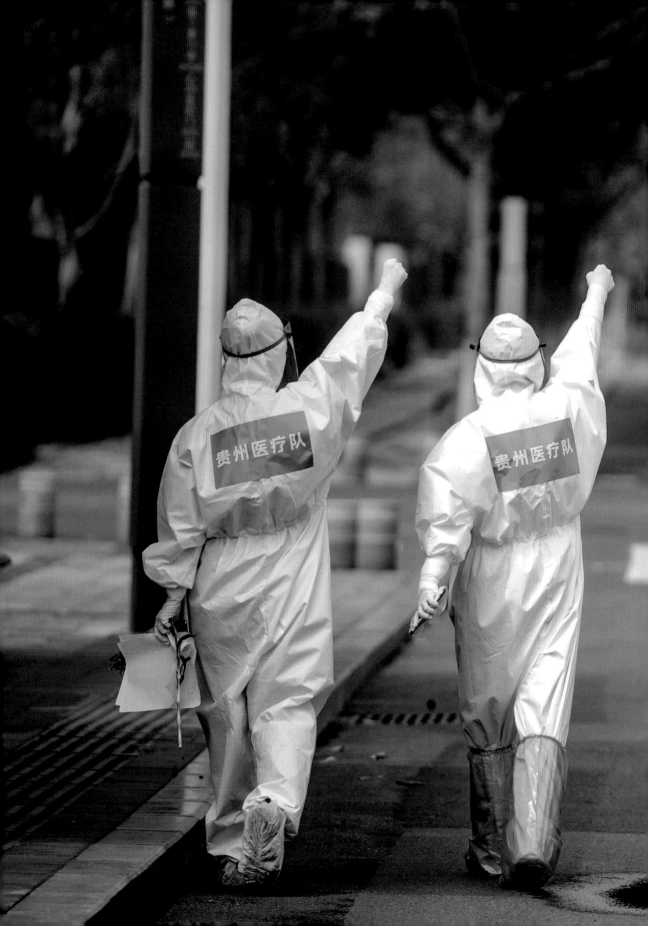

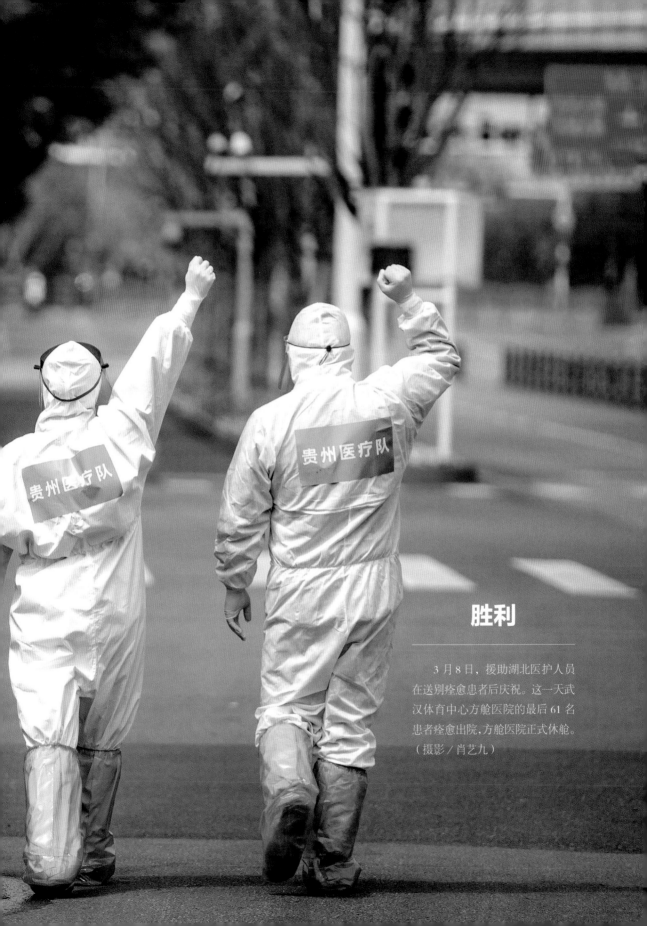

胜利

3月8日，援助湖北医护人员在送别痊愈患者后庆祝。这一天武汉体育中心方舱医院的最后61名患者痊愈出院，方舱医院正式休舱。（摄影／肖艺九）

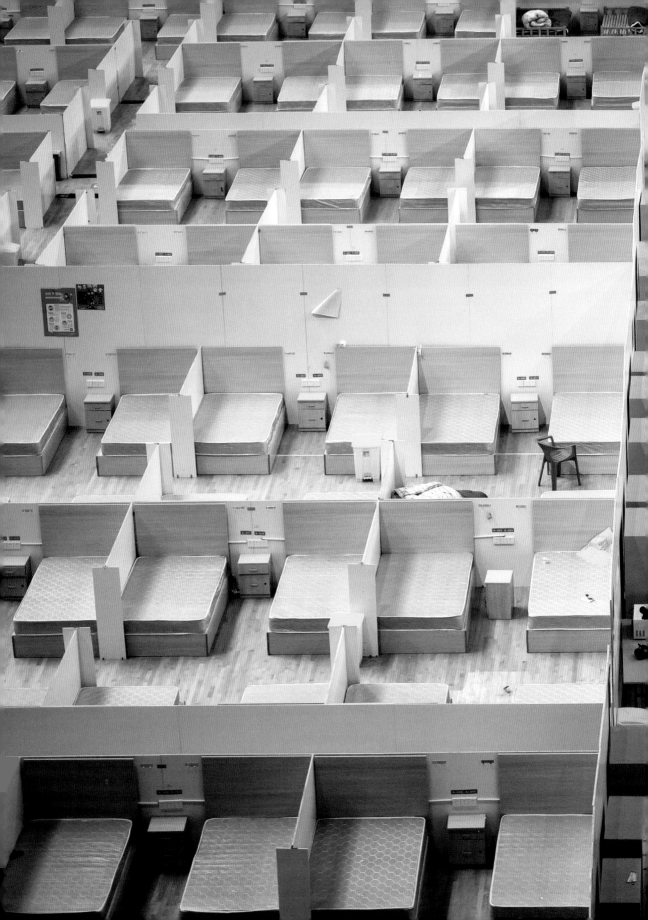

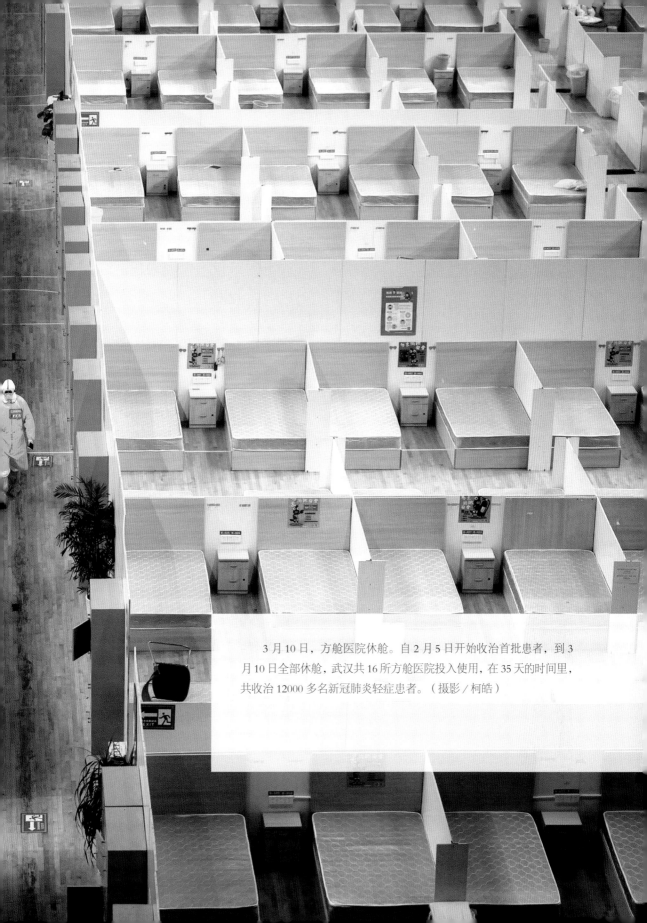

3月10日，方舱医院休舱。自2月5日开始收治首批患者，到3月10日全部休舱，武汉共16所方舱医院投入使用，在35天的时间里，共收治12000多名新冠肺炎轻症患者。（摄影／柯皓）

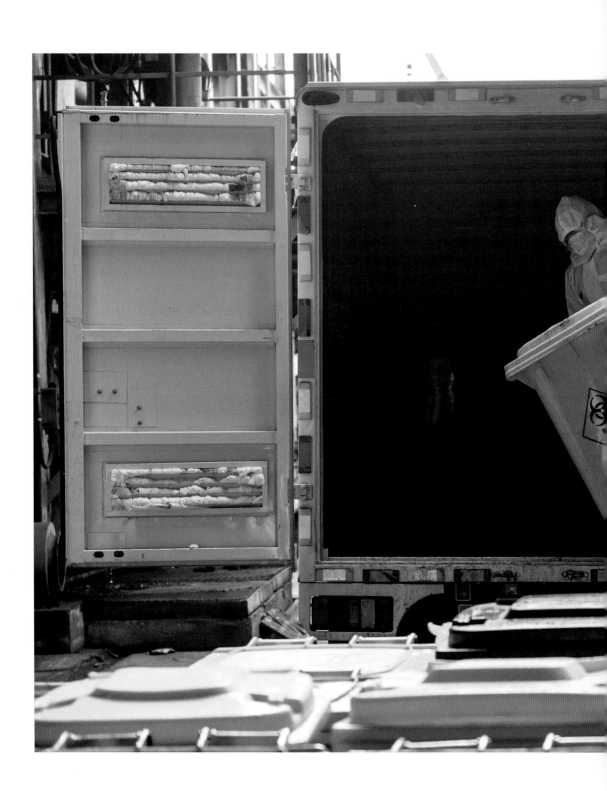

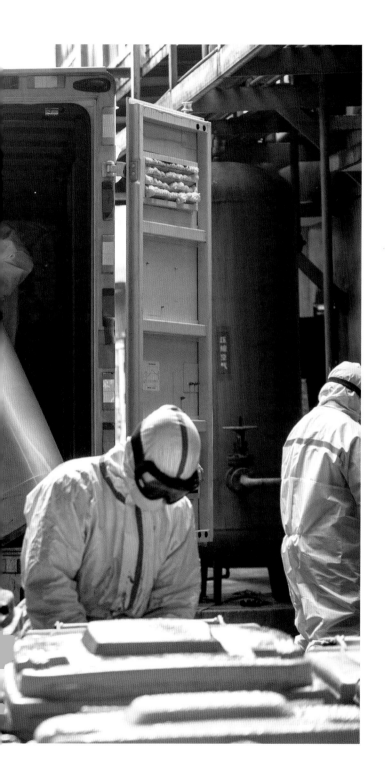

平凡中的伟大

　　疫情开始以来，病患被大量救治的同时，每天产生巨量医疗废物。全副武装的清洁工人成为这些高危垃圾处理过程中默默无闻的"英雄"。（摄影／才扬）

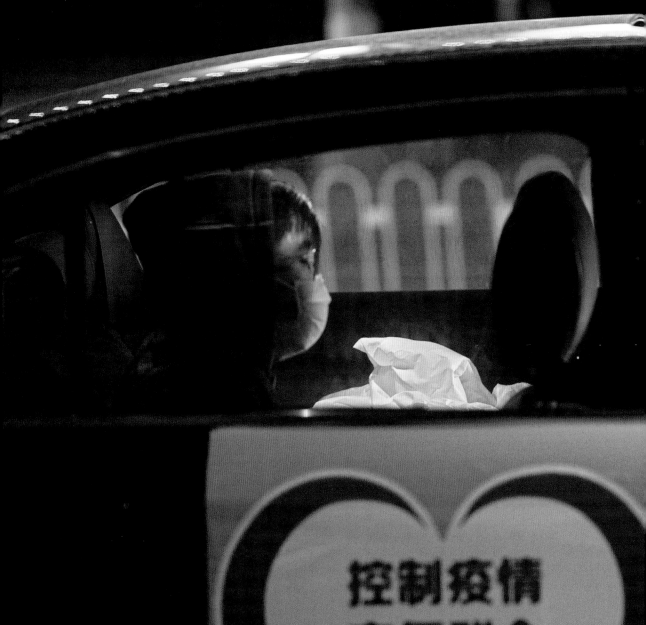

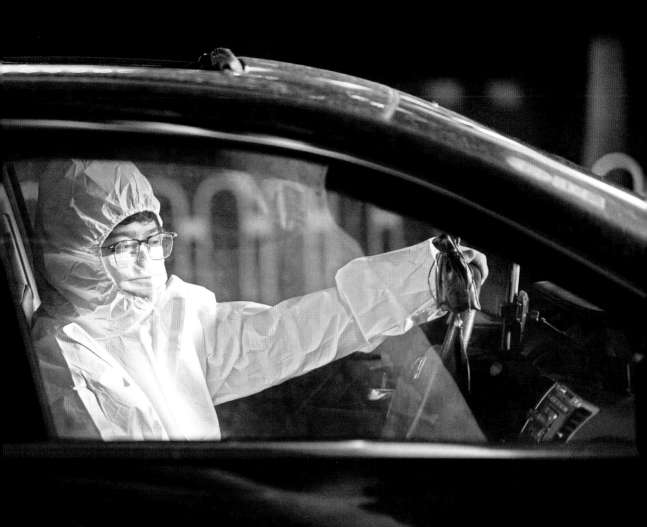

"我不是医生，但我也在战斗"

　　2月21日，王永朋报名担任武汉医护专车志愿者，他开着自己的新车，每天免费接送医护人员上下班。在抗击疫情期间，有无数这样的平凡英雄活跃在全国的各个城市。（新华社）

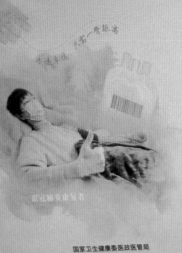

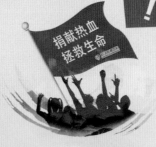

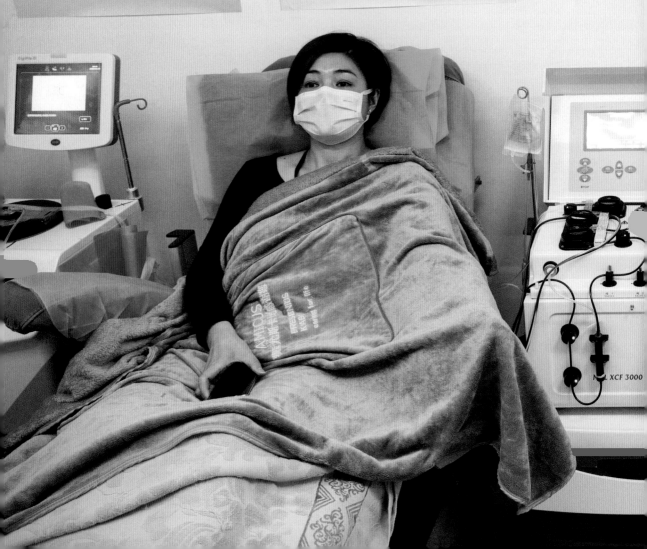

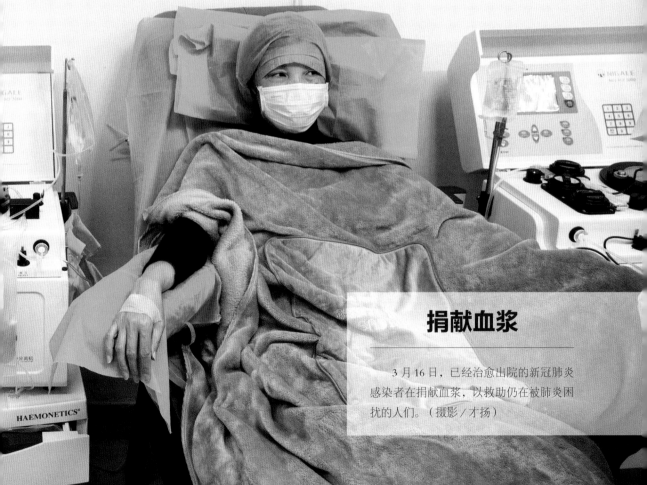

献浆抗疫 为生命

被光照耀的人，也可点亮...

国家卫生健康委医政医管局
承制 中国健康教育中心

捐献血浆

3月16日，已经治愈出院的新冠肺炎
感染者在捐献血浆，以救助仍在被肺炎困
扰的人们。（摄影／才扬）

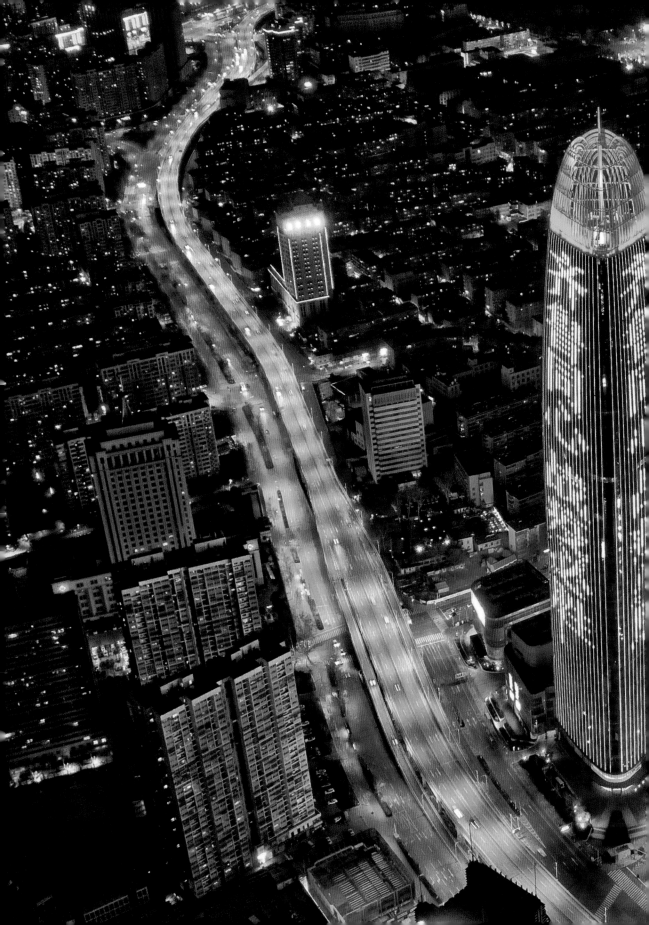

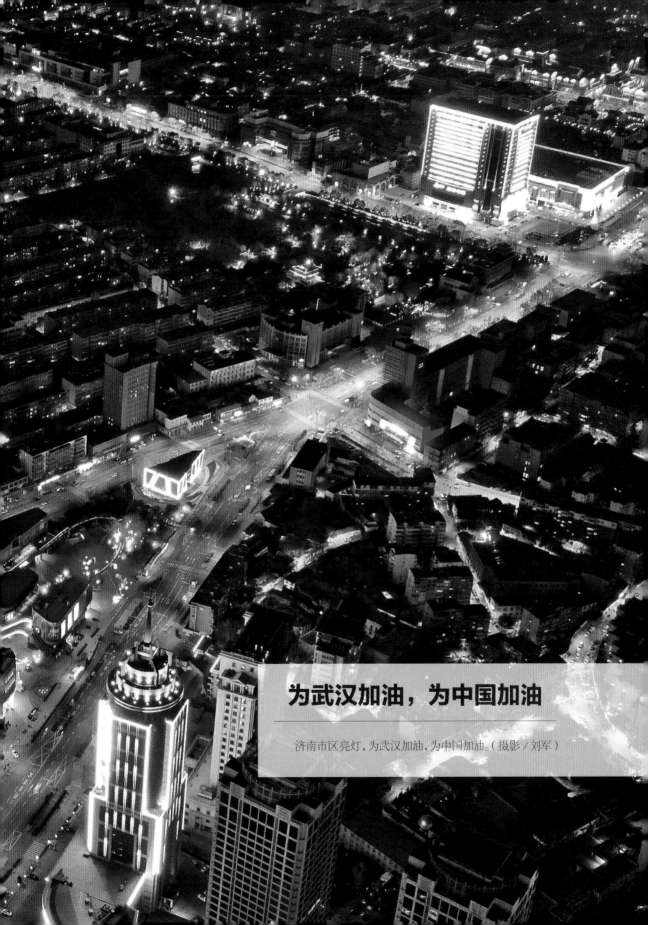

为武汉加油，为中国加油

济南市区亮灯，为武汉加油，为中国加油。（摄影／刘军）

不退！不退！不退！

是党徽在胸的古稀老人

是誓言于胸的制服战士

是风来雪往的社区干事

是志愿服务的乡里乡亲

是浸润心田的无私与关爱

故里邻翁
御风雪

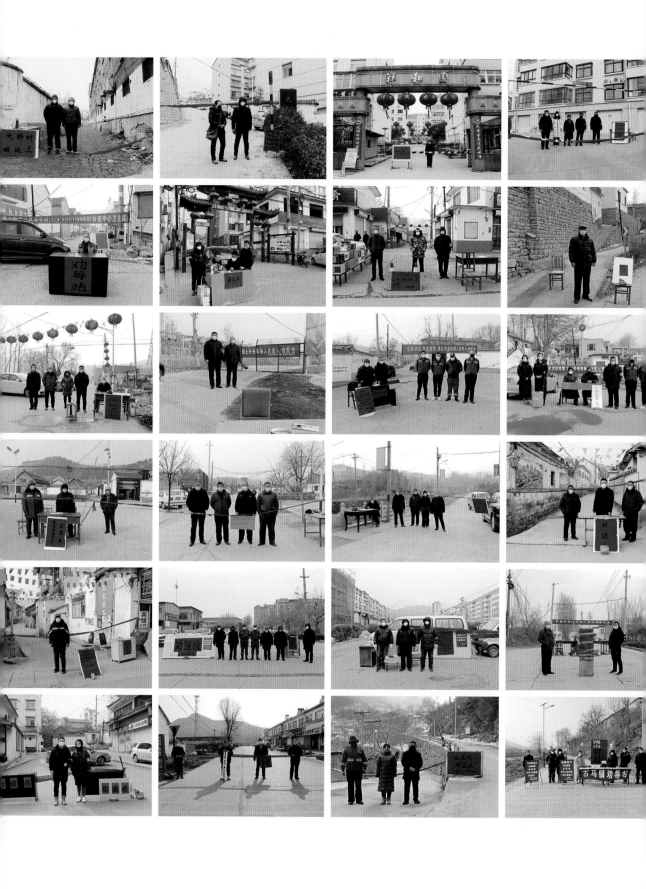

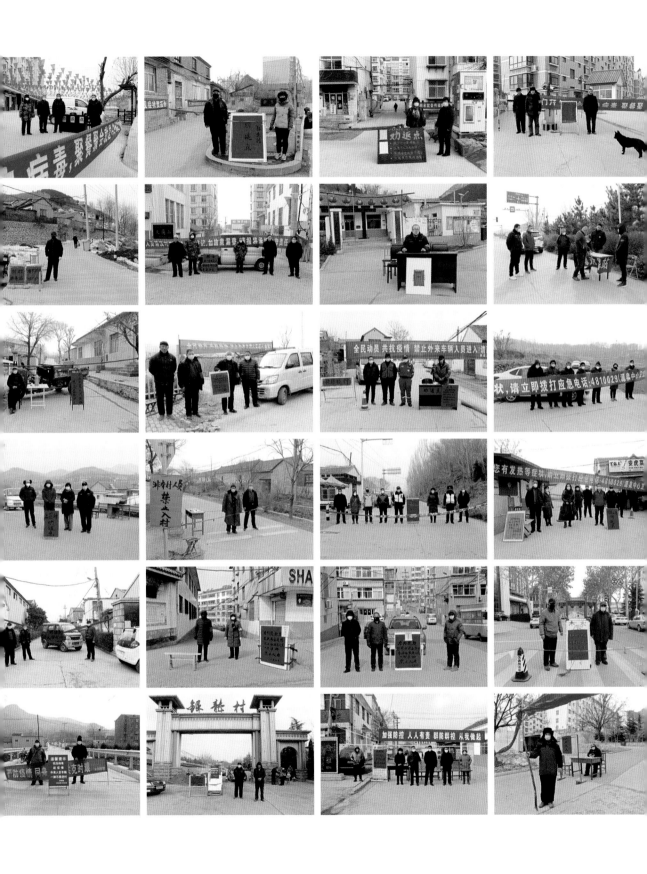

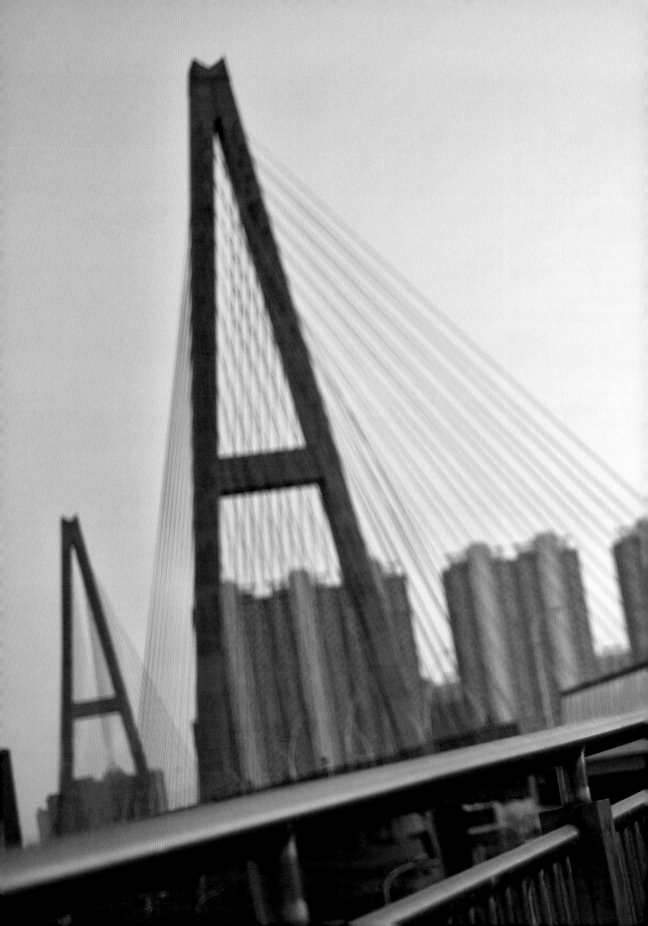

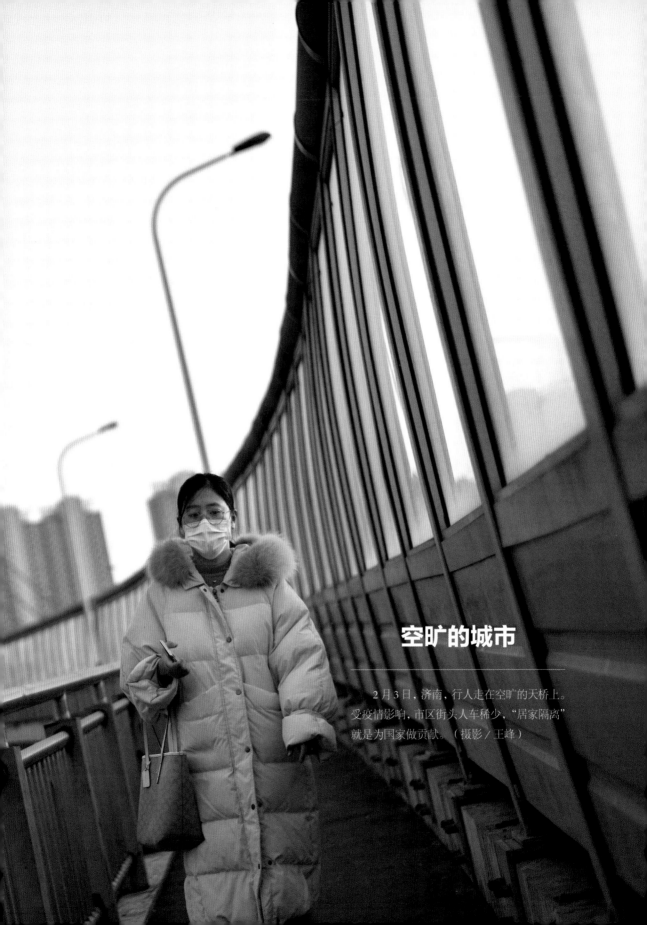

空旷的城市

2月3日，济南，行人走在空旷的天桥上。受疫情影响，市区街头人车稀少，"居家隔离"就是为国家做贡献。（摄影／王峰）

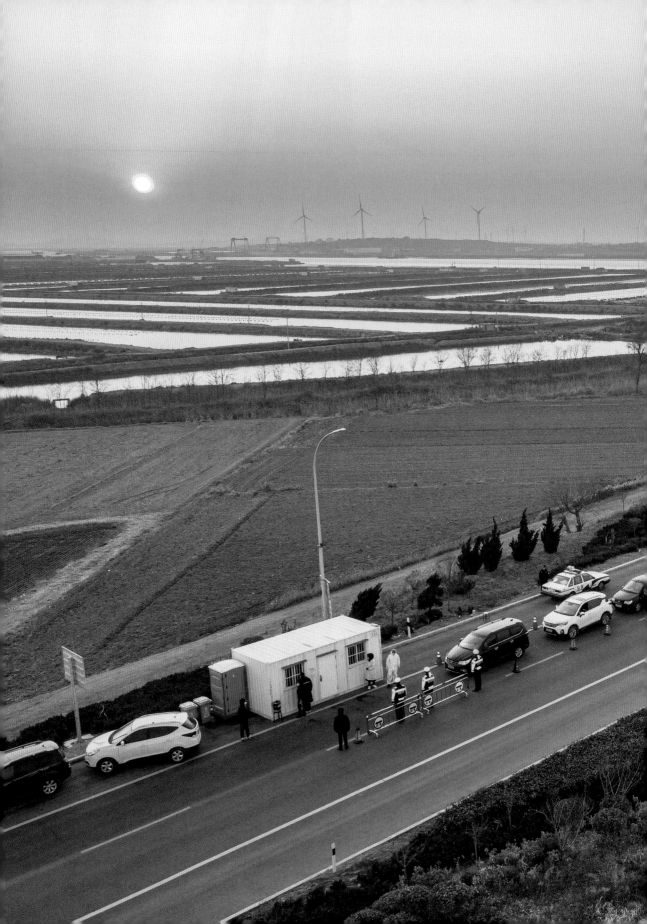

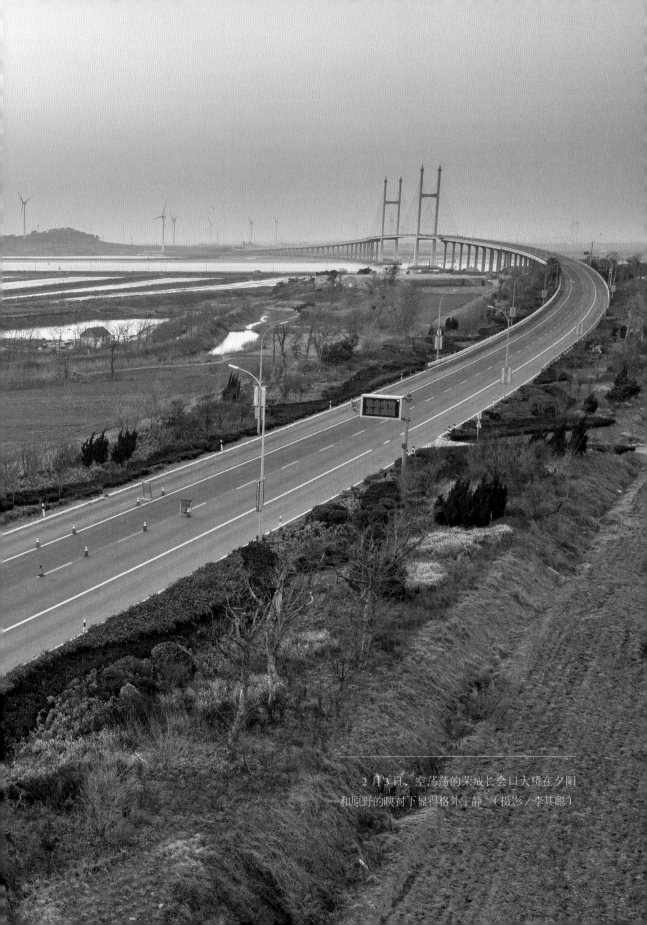

2月3日，空荡荡的荣成长会口大桥在夕阳和原野的映衬下显得格外宁静。（摄影／李其聪）

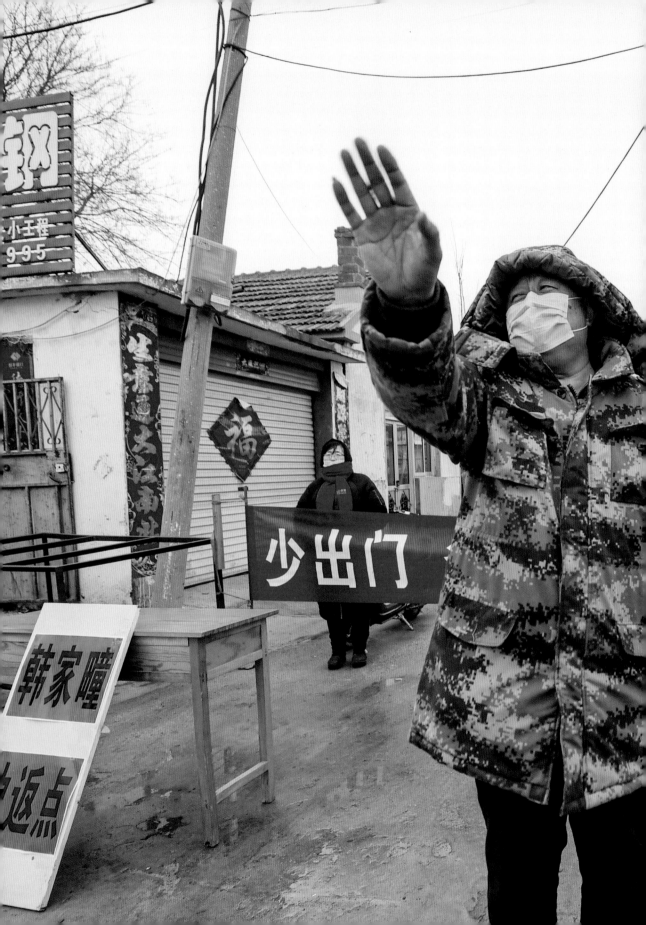

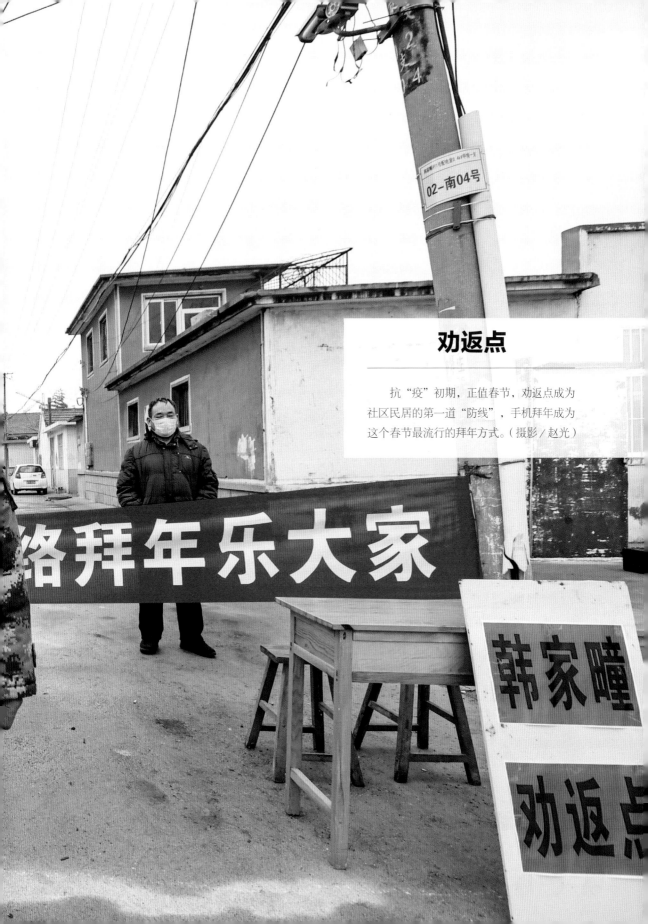

劝返点

抗"疫"初期，正值春节，劝返点成为社区民居的第一道"防线"，手机拜年成为这个春节最流行的拜年方式。（摄影／赵光）

02-南04号

络拜年乐大家

韩家疃

劝返点

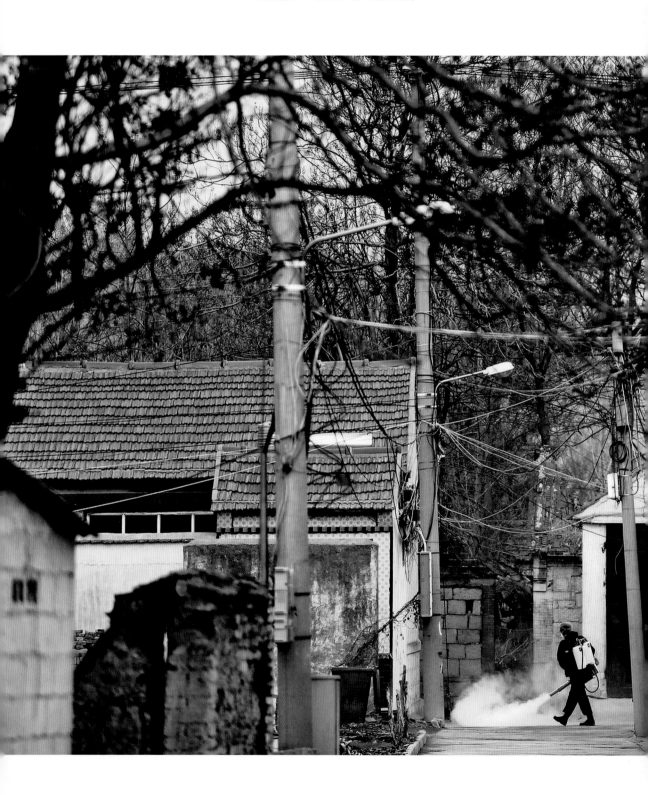

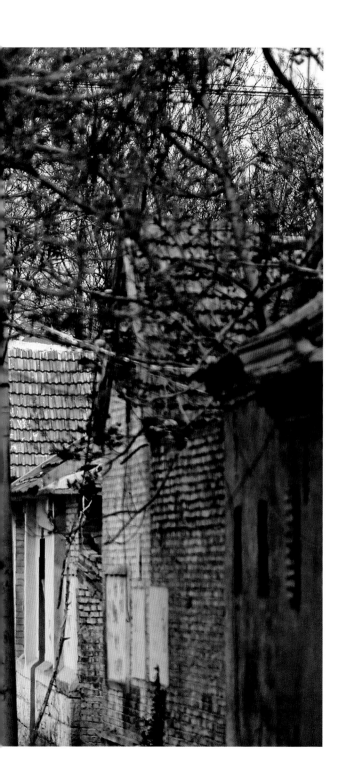

消杀作业

1月28日,淄川区岭子镇台头村,淄博市城际救援队的队员们正在进行消杀作业。
(摄影/王兵)

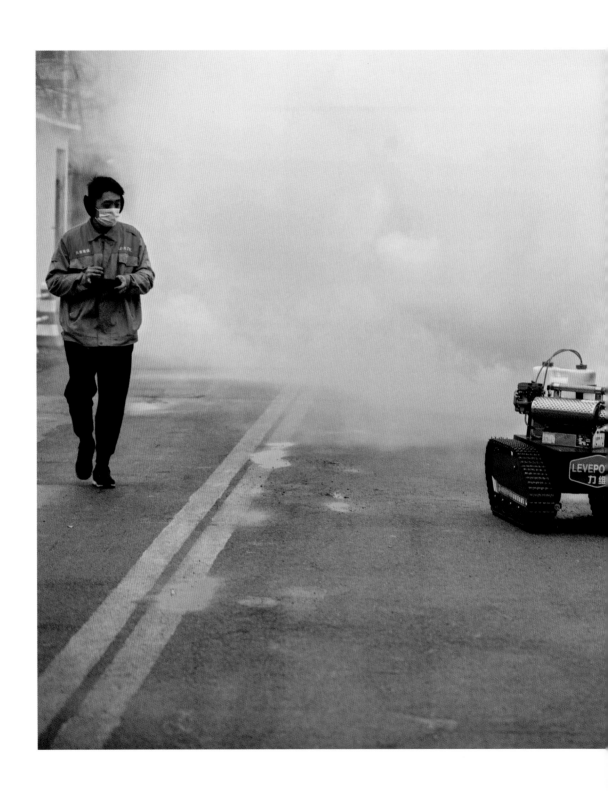

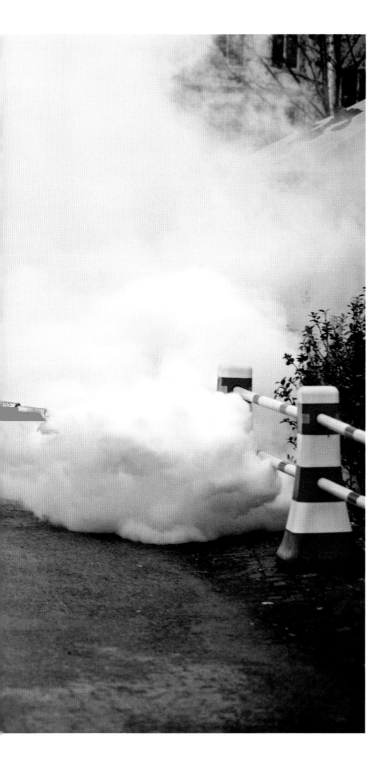

德州，消杀机器人开始投入到疫情防控工作中。（摄影／周建新）

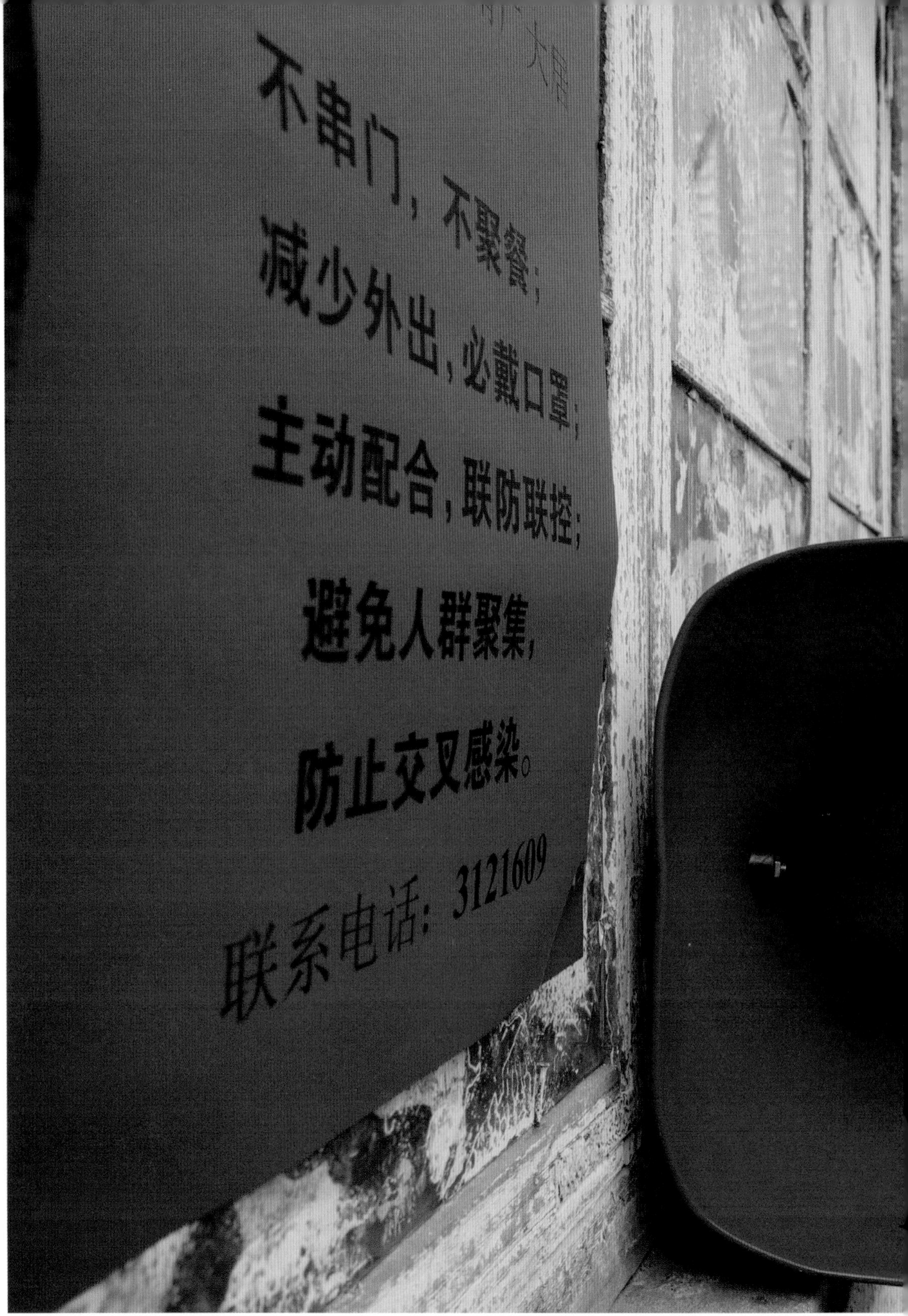

不串门，不聚餐；

减少外出，必戴口罩；

主动配合，联防联控；

避免人群聚集，

防止交叉感染。

联系电话：31121609

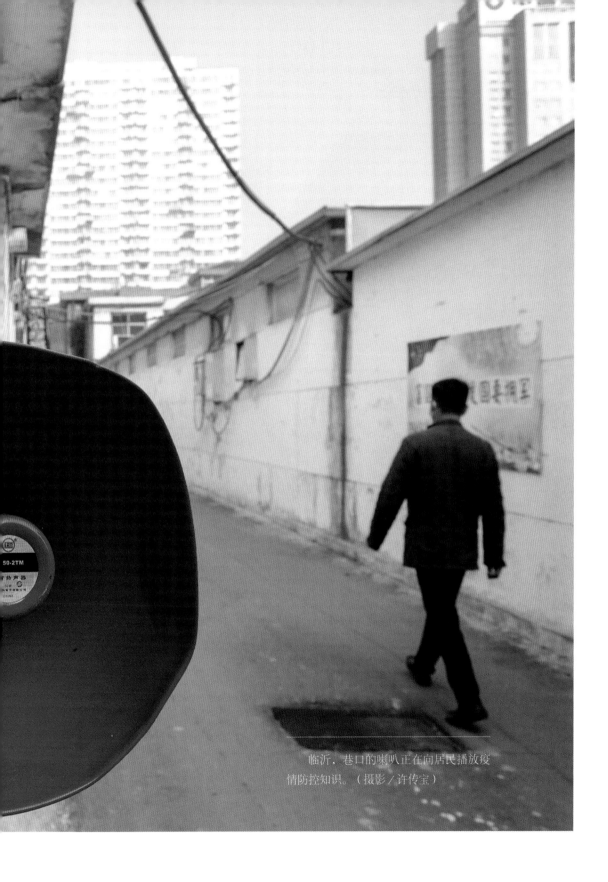

临沂，巷口的喇叭正在向居民播放疫情防控知识。（摄影／许传宝）

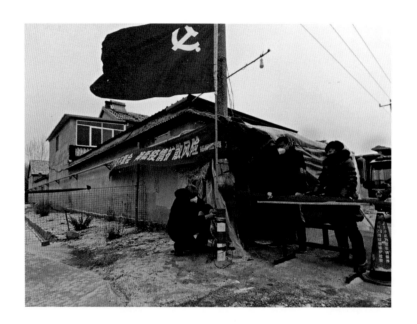

当天空渐暗，星星就会发亮

上图／2月6日，滨州杨柳雪镇的党员先锋岗。疫情暴发后，党员成为疫情防控的中坚力量，从城市到乡村，从村居到一线，"我是党员我先上"是他们共同的心声。（摄影／张建忠）

右图／2月7日，工作人员对全副武装的样本采集人员进行喷淋消毒。由于条件有限，喷淋操作只能在寒冷的室外进行。（摄影／田辉）

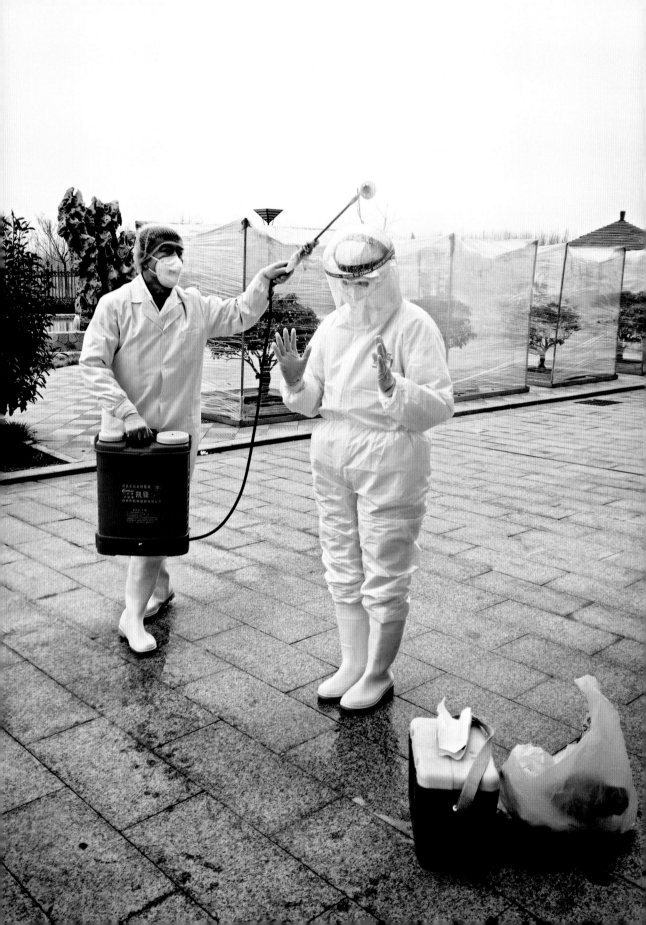

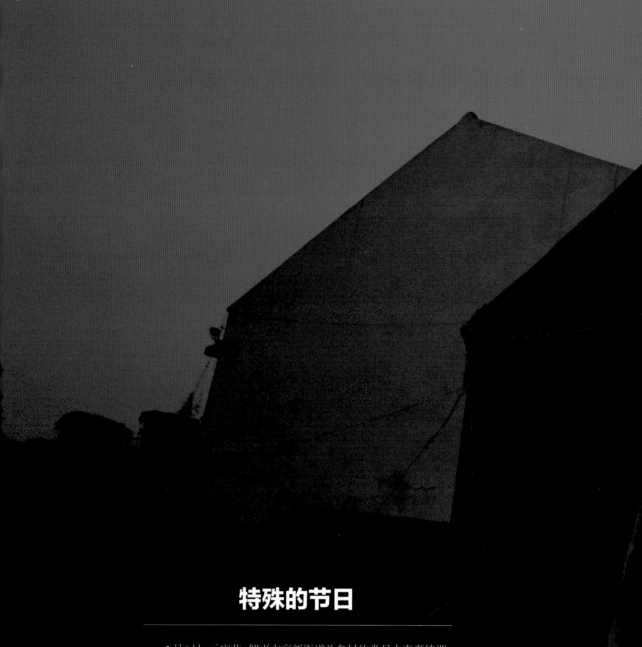

特殊的节日

2月8日，元宵节，邹平市高新街道礼参村的党员夫妻夏德洲、杨杰在疫情检查站吃元宵过节。（摄影／董乃德）

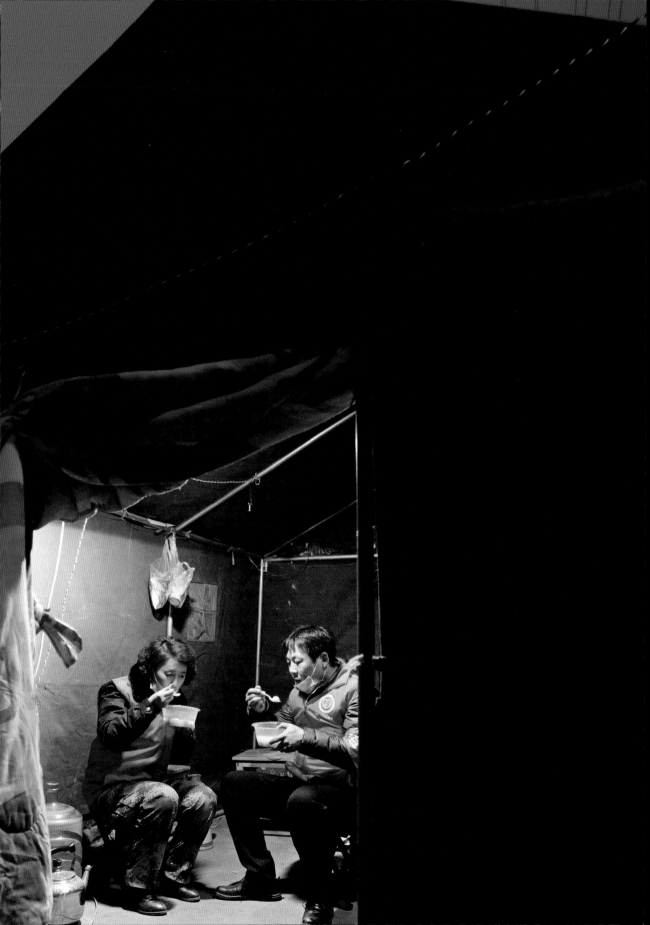

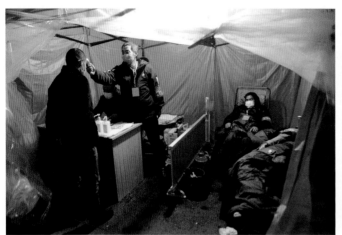

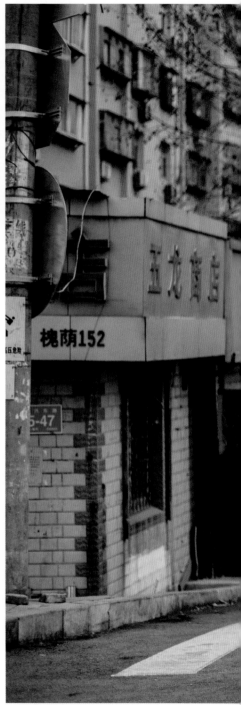

　　上图／2月9日凌晨，微山县夏镇街道箭道村防疫卡点，换班人员席地而坐，休息片刻。（摄影／张奎）

　　右图／2月8日，一名市民骑车从临时封闭的小区路口驶过。因疫情防控需要，山东所有居民小区采取封闭式管理，只留一个出入口通行。（摄影／王峰）

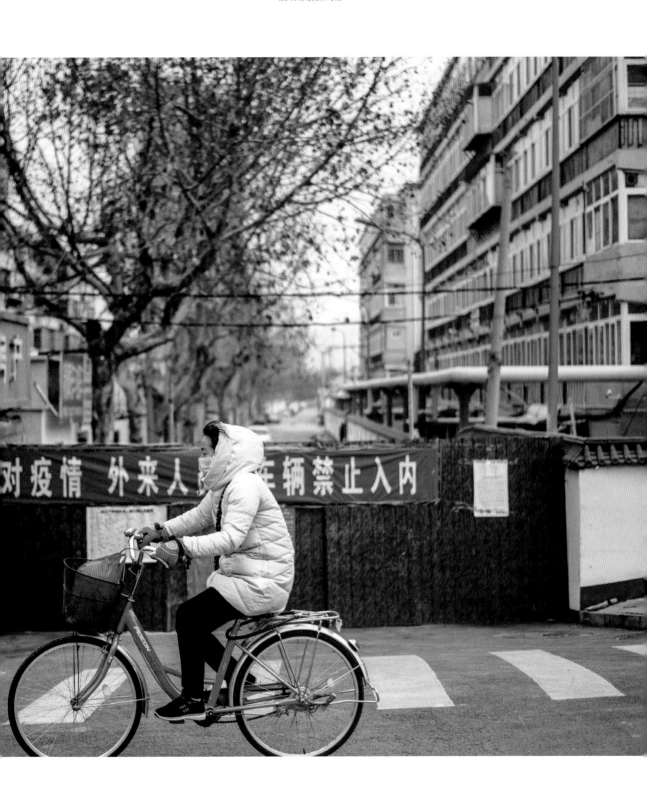

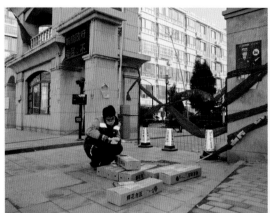

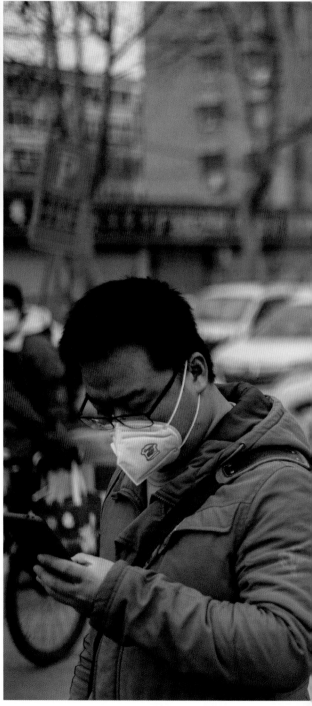

上图／2月10日，小区门口送鲜花的快
递员。在疫情严重的日子里，中国人始终保持
着乐观坚强的生活态度。（摄影／徐小勇）

右图／社区采取各种措施减少人员流动。
（摄影／王峰）

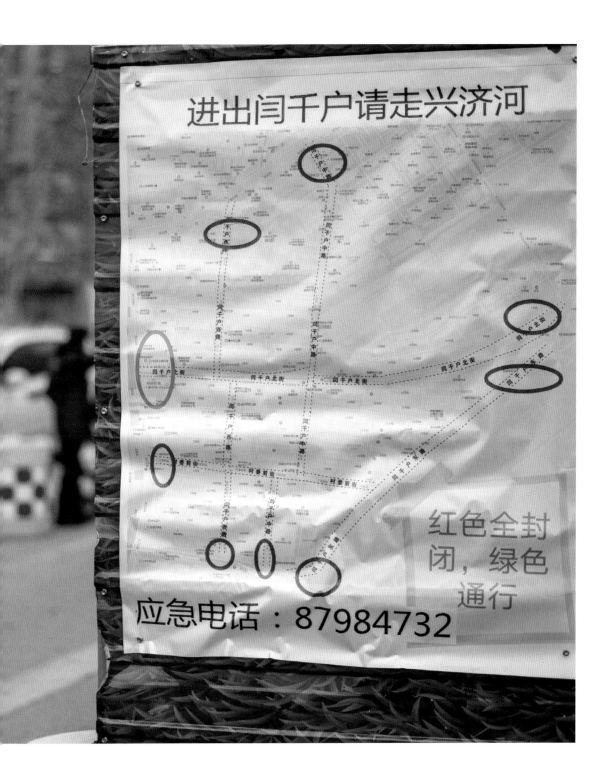

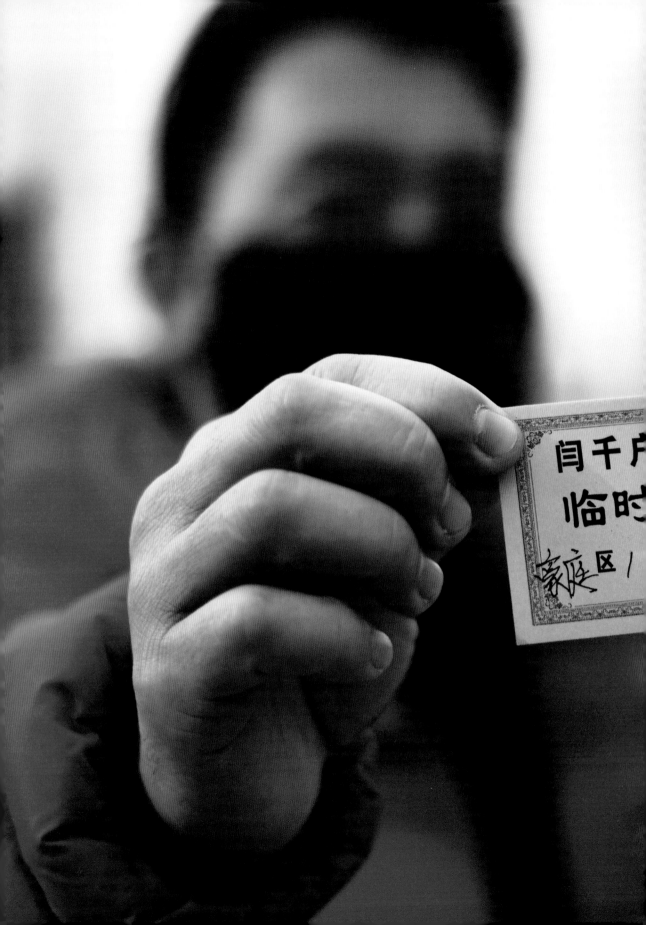

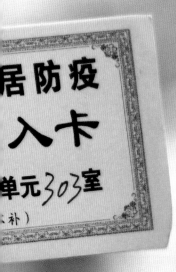

居防疫

入卡

单元303室

（未补）

无"证"寸步难行

2月8日，山东各地实行村居封闭管理，
无"证"寸步难行。（摄影／王峰）

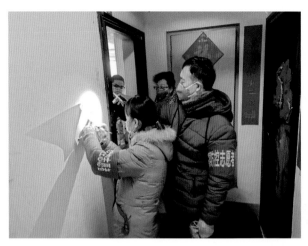

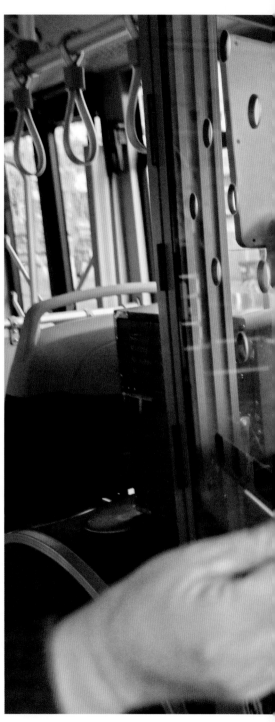

上图／社区志愿者入户统计居民信息。新冠肺炎疫情发生以来，山东约 8.3 万个志愿服务组织、200 多万名志愿者参与全省城乡社区、村居疫情防控。他们开展应急响应宣传引导、社区秩序维护、专业医护、心理疏导等志愿服务，为打赢疫情防控阻击战提供了强大力量。（摄影／房泽平）

右图／济南，公交车司机查验乘客身份证信息。疫情防控期间，山东对乘坐公共交通工具的人进行身份信息核实，以加强疫情防控工作。（济南公交供图）

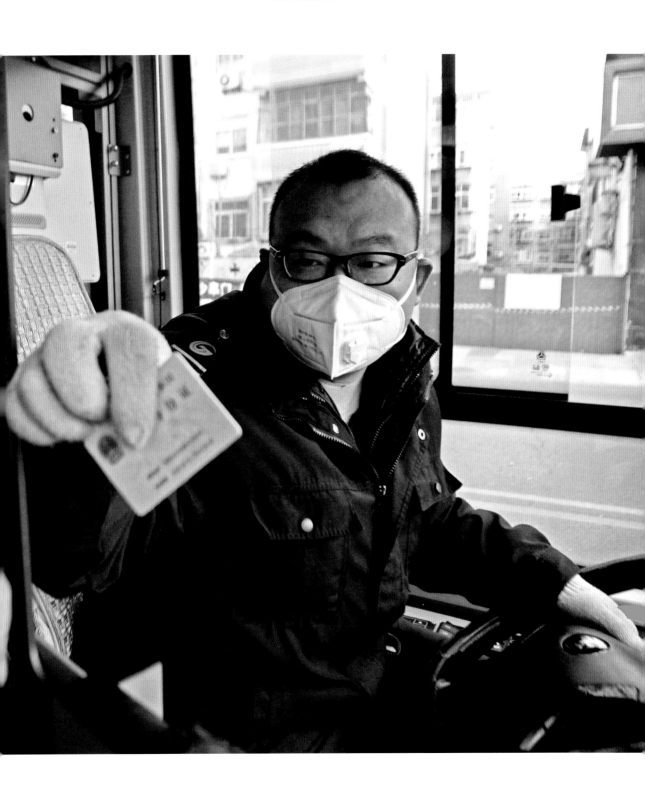

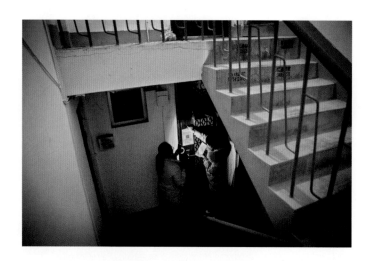

上图／社区工作者统计居民信息，遇到没在家的住户时，将通知贴到门上。（摄影／刘伟光）

右图／山东全面推行居民绿色通行码，用互联网手段精准防控，方便居民生活的同时助力企业复工复产。（摄影／于亚鑫）

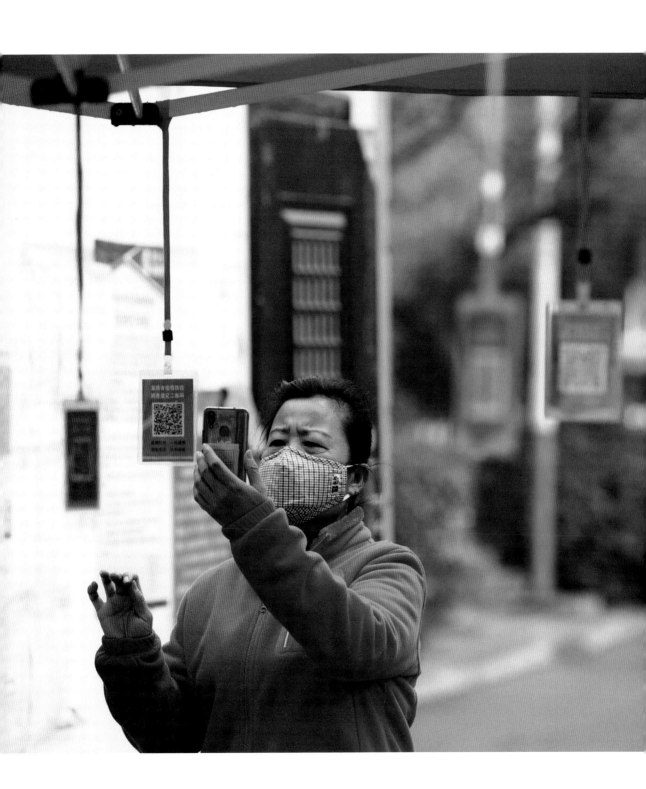

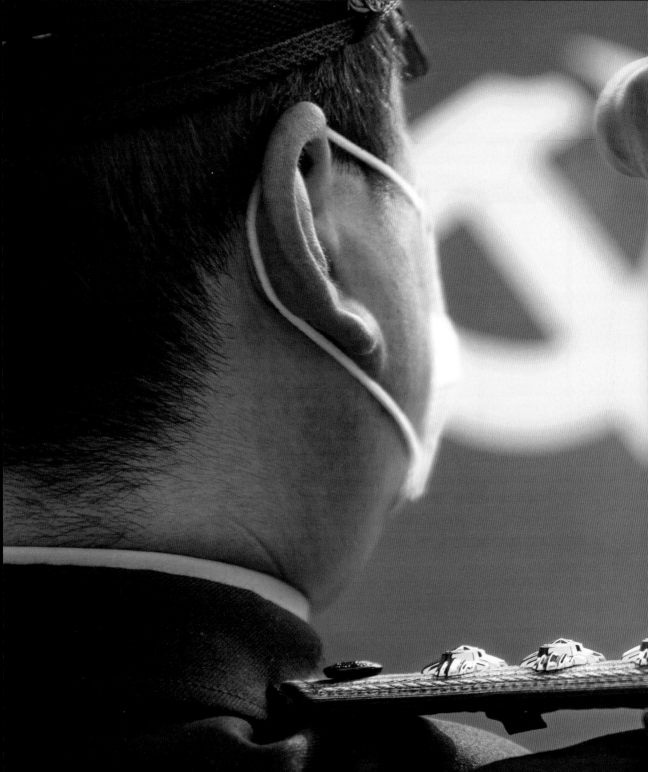

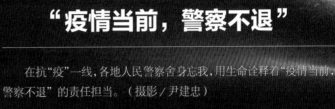

"疫情当前，警察不退"

在抗"疫"一线，各地人民警察舍身忘我，用生命诠释着"疫情当前，警察不退"的责任担当。（摄影／尹建忠）

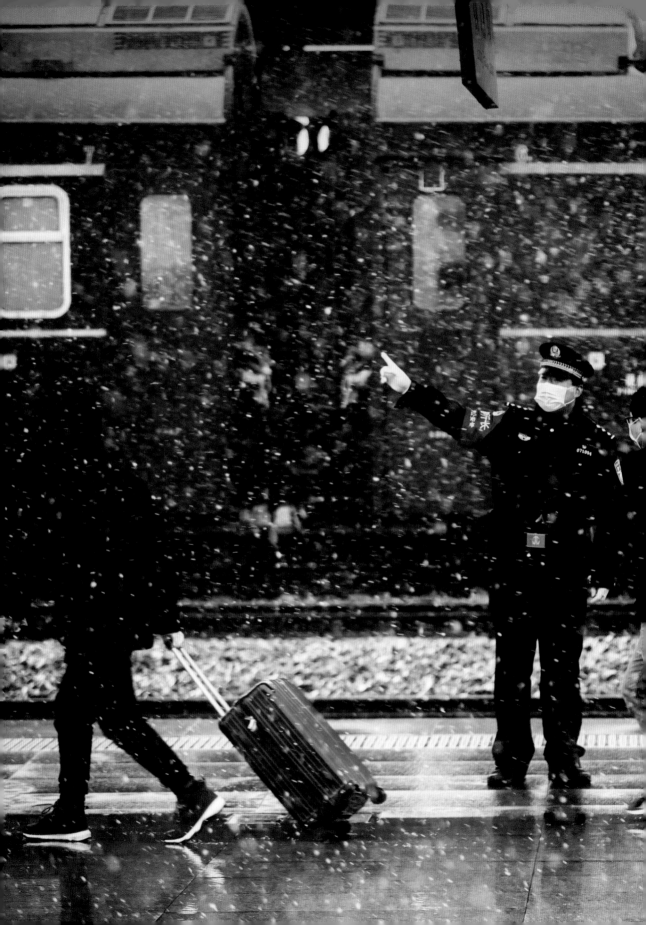

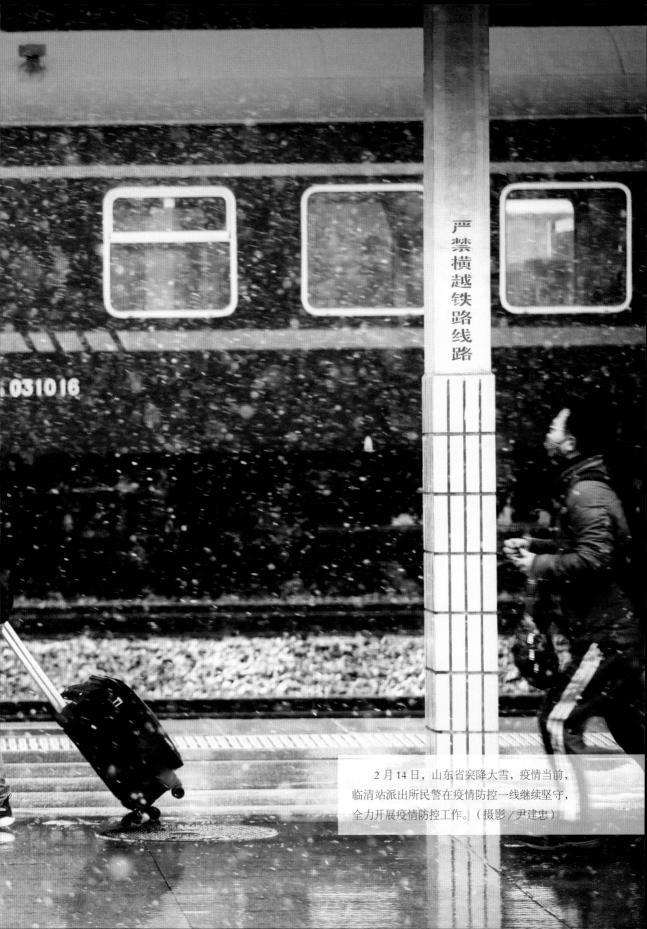

严禁横越铁路线路

2月14日，山东省突降大雪，疫情当前，临清站派出所民警在疫情防控一线继续坚守，全力开展疫情防控工作。（摄影／尹建忠）

风雪中的守护者

一场瑞雪降临大地，却为疫情防控工作带来了困难，风雪中的守护者让人敬佩。（摄影／宋立玉）

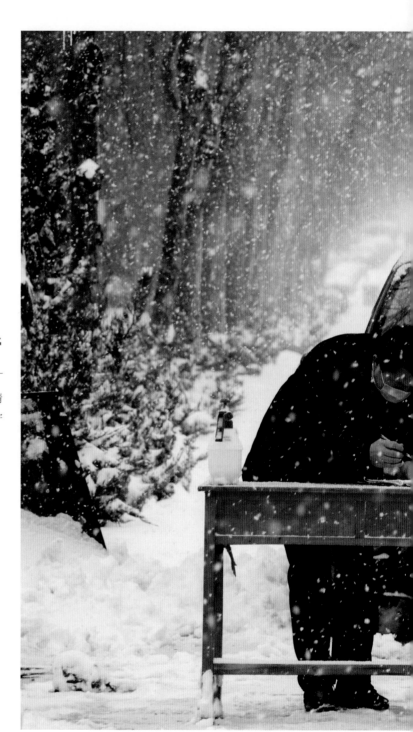

故里邻翁御风雪

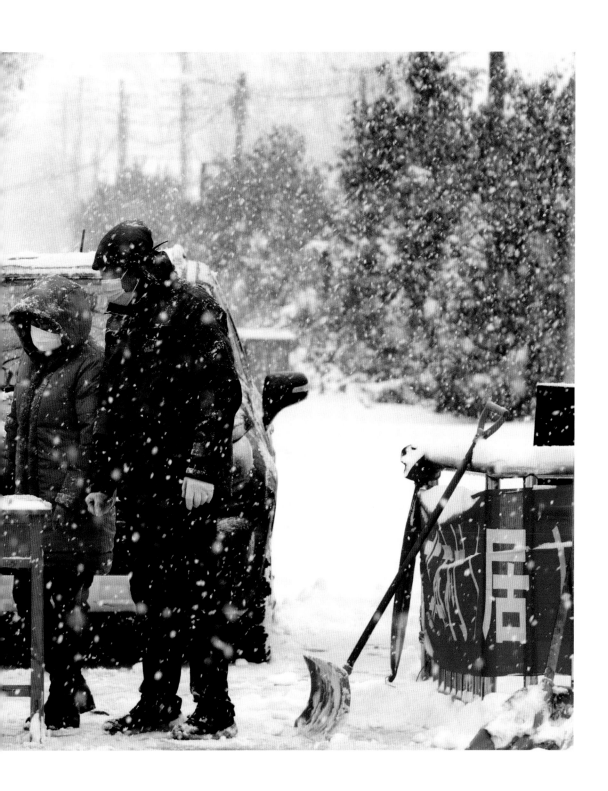

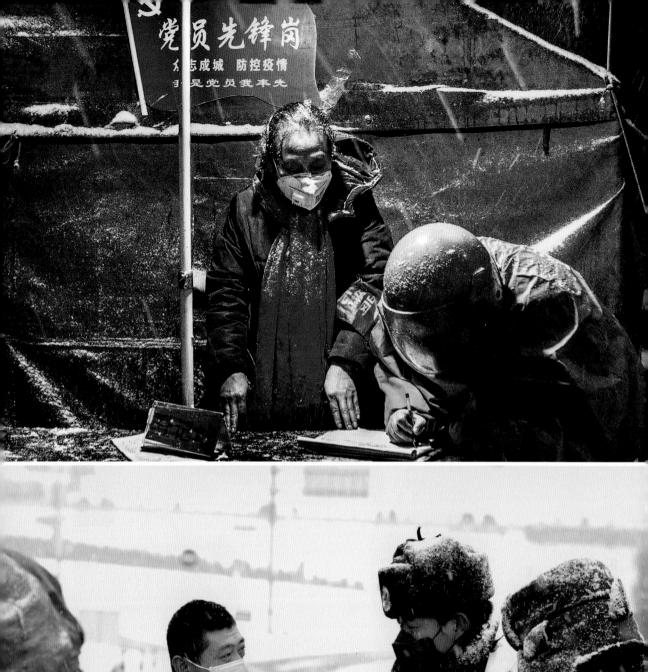
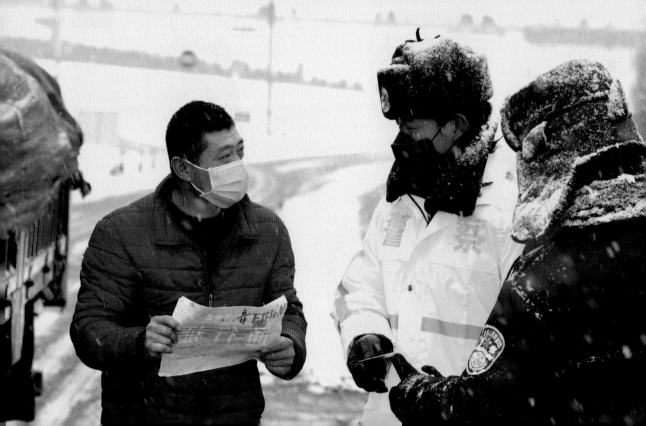

上图／2月15日，风雪中的诸城乡村党员先锋岗。（摄影／郭秀伟）

下图／2月15日，栖霞交警正冒雪为过往车辆发放通行证。（摄影／于乐田）

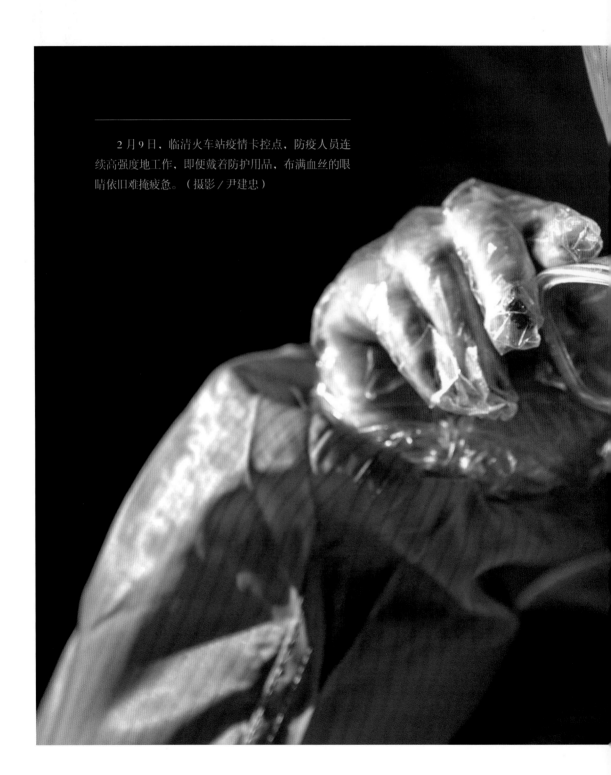

2月9日，临清火车站疫情卡控点，防疫人员连续高强度地工作，即便戴着防护用品，布满血丝的眼睛依旧难掩疲惫。（摄影／尹建忠）

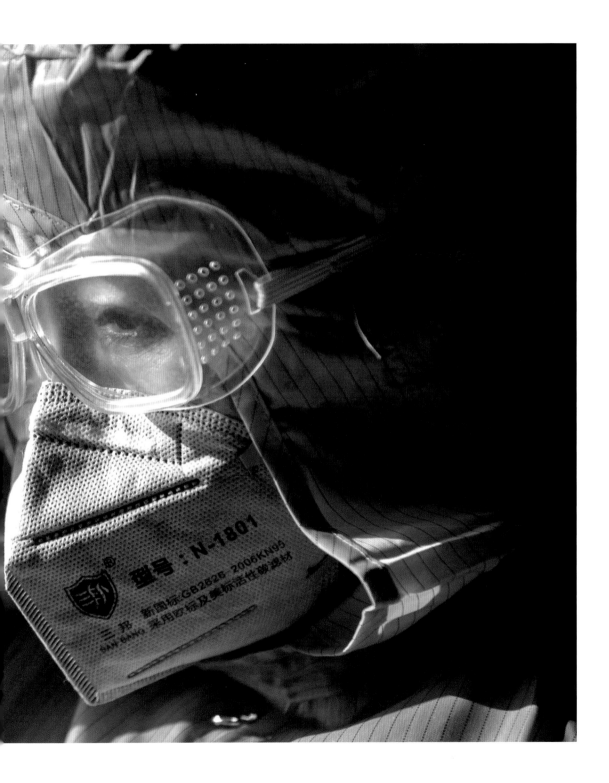

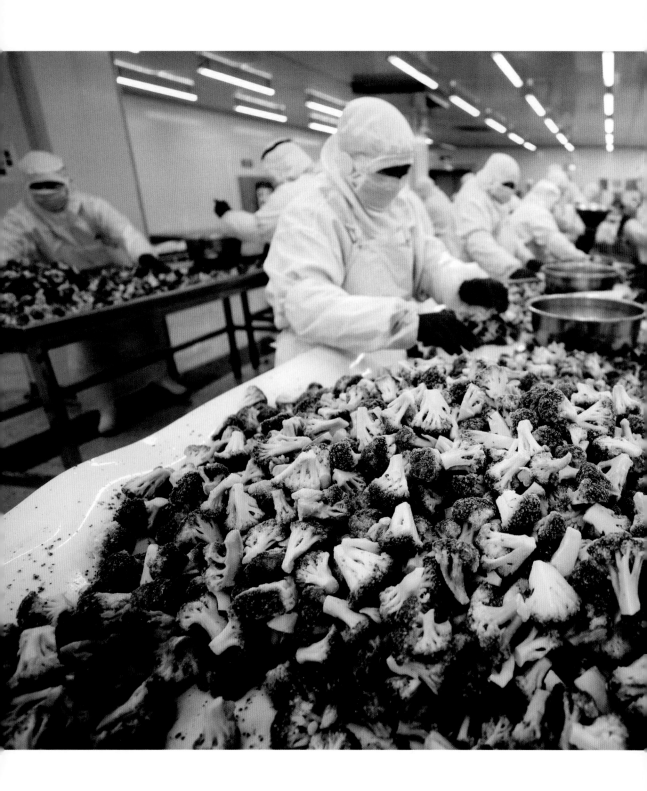

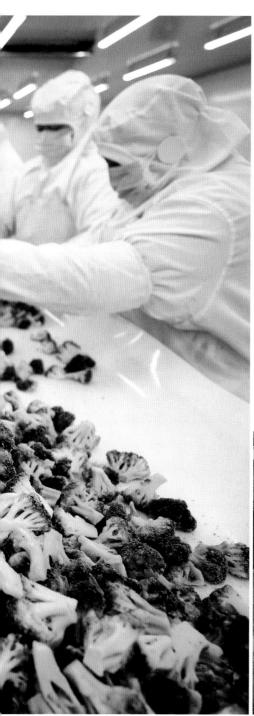

保供给

左图／2月15日，沂南县青果食品有限公司开足马力生产菠菜、西蓝花等速冻蔬菜，确保居民的日常蔬菜供应。（摄影／杜昱葆）

下图／2月19日，济南一小区内，居民们在微信群购买的蔬菜肉食水果到货，大家陆续下楼领取。（摄影／王剑）

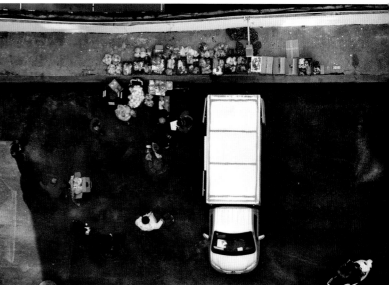

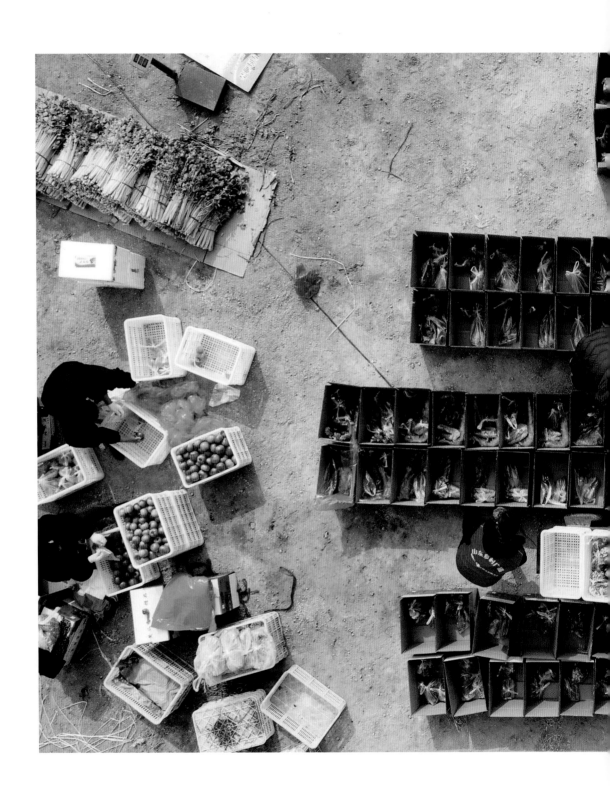

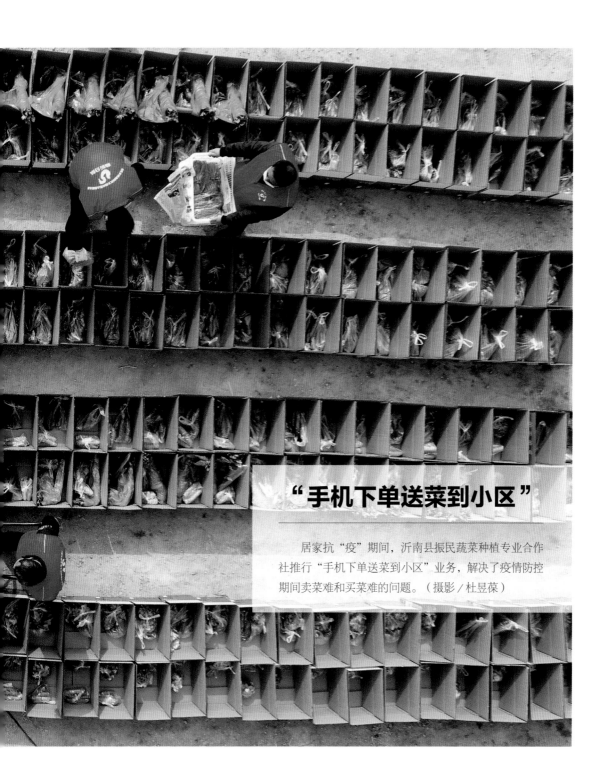

"手机下单送菜到小区"

居家抗"疫"期间，沂南县振民蔬菜种植专业合作社推行"手机下单送菜到小区"业务，解决了疫情防控期间卖菜难和买菜难的问题。（摄影／杜昱葆）

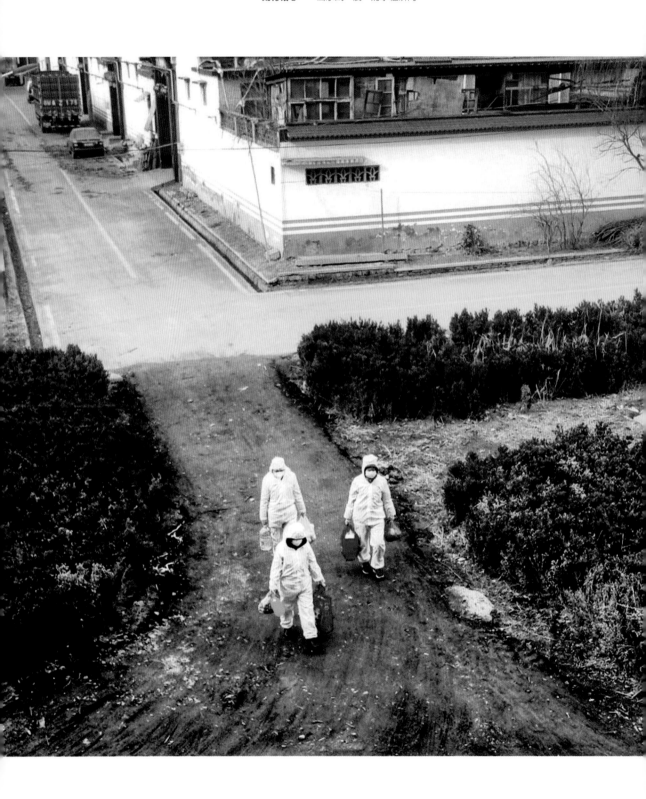

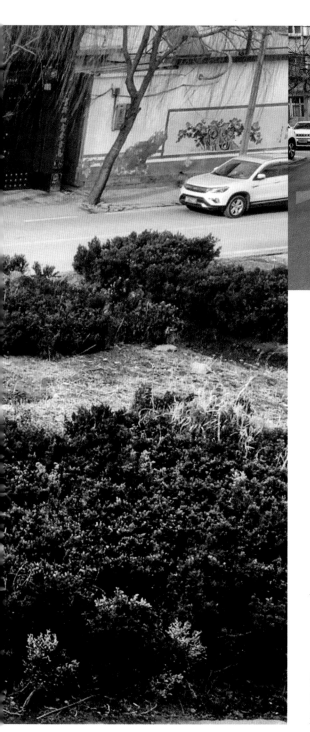

左图／滨州,志愿者为封闭的村庄送去生活必需品。（摄影／霍广）

上图／疫情防控进入攻坚阶段,为切实做好防控工作,打赢疫情防控阻击战,济南魏家庄办事处各住宅小区全封闭运行,居民自行到辖区外领取外卖快递。（摄影／王剑）

防护用品充足供应

随着时间的推移，口罩开始缺货。龙口市东莱街道中医世家药品超市"口罩有售"的告示让急需口罩的人们喜出望外。据工信部门统计，山东省口罩生产厂家26个，日产口罩260余万只，正开足马力，保障市场需求。（摄影／慕学福）

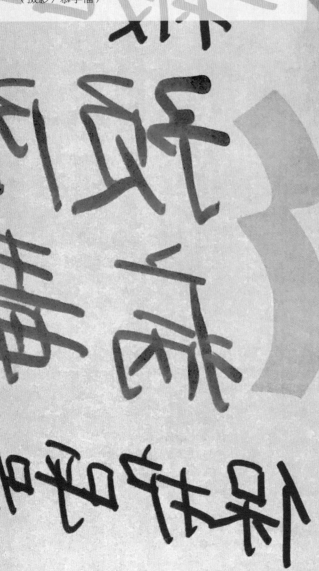
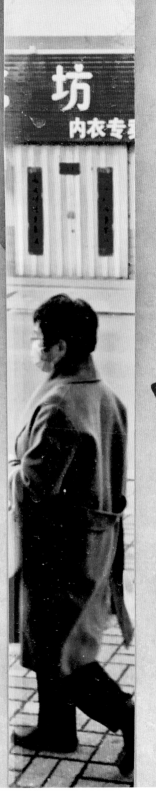

口罩有

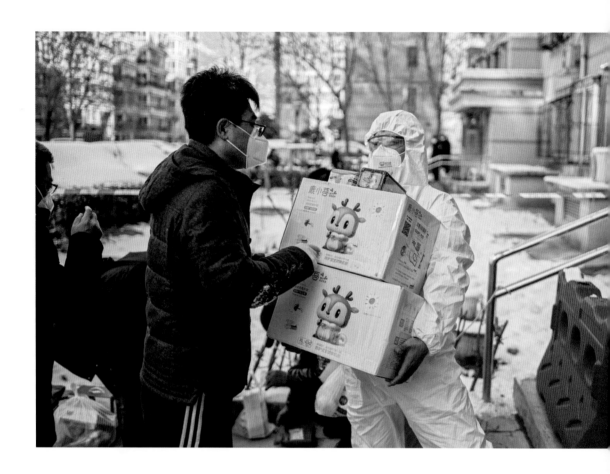

2月16日,济南某小区因疫情进入全封闭状态,志愿者每日固定时间为隔离居民提供物资保障。(摄影／王峰)

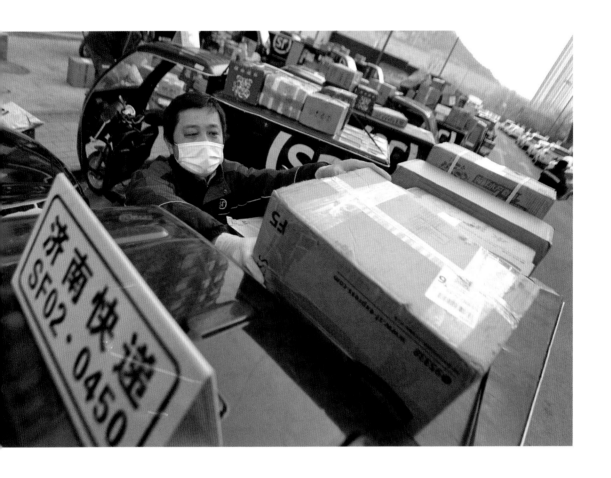

2月20日，穿行在济南街头的快递小哥。"宅"在家里的日子，"无接触"购物成为主流，忙坏了小哥们。（摄影／王鑫）

刻骨铭心——山东战"疫"的永恒瞬间

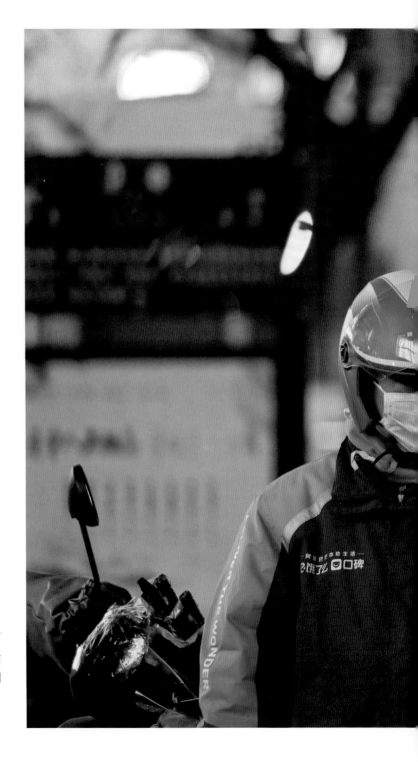

济南，入夜等待接单的外卖小哥。他们的存在，在非常时期让整个城市保持活力。（摄影／张仁玉）

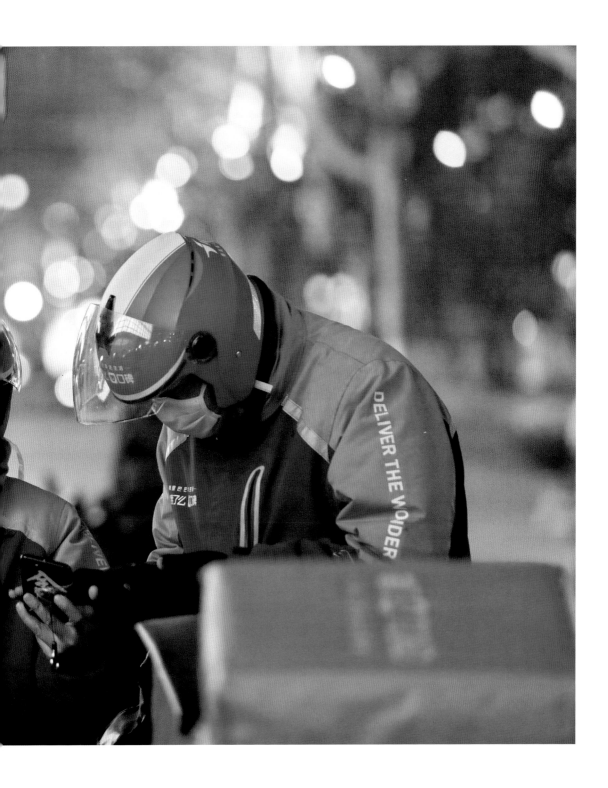

希望

是孩童手中待飞的纸鸢

是广袤田野新翻的沃土

是手机屏幕里你熟悉的笑脸

是口罩遮掩下新娘最美的笑脸

还有你许下的春的心愿

静待日暖花竞时

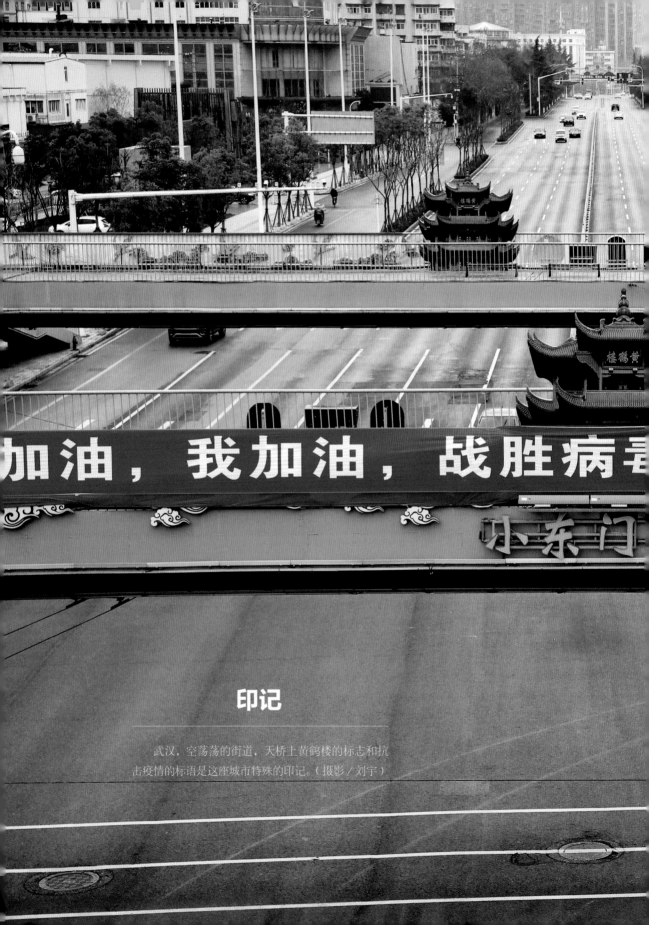

加油，我加油，战胜病毒

小东门

印记

武汉，空荡荡的街道，天桥上黄鹤楼的标志和抗击疫情的标语是这座城市特殊的印记。（摄影／刘宇）

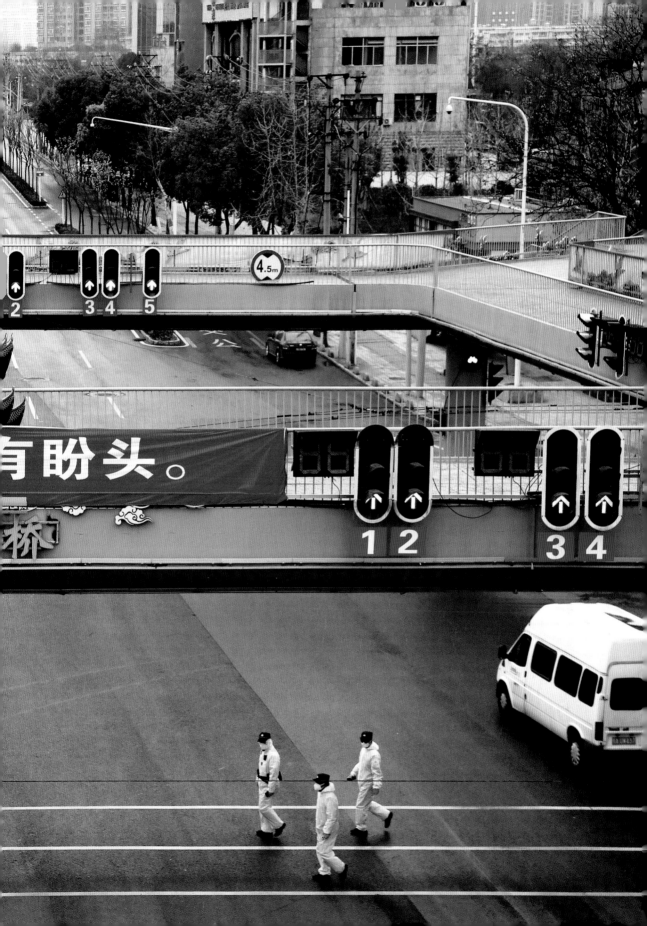

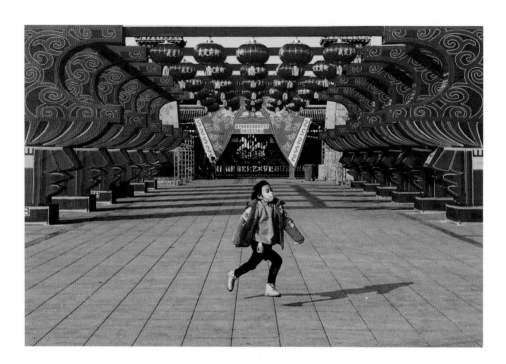

希望

上图／山东，因疫情戴上口罩的孩子在空荡荡的春节花灯下快乐跳跃。（摄影／吕占民）

右图／一名少女在泉城广场上独自玩耍。国人始终以乐观的态度应对这场突发的灾难。

（摄影／谷永威）

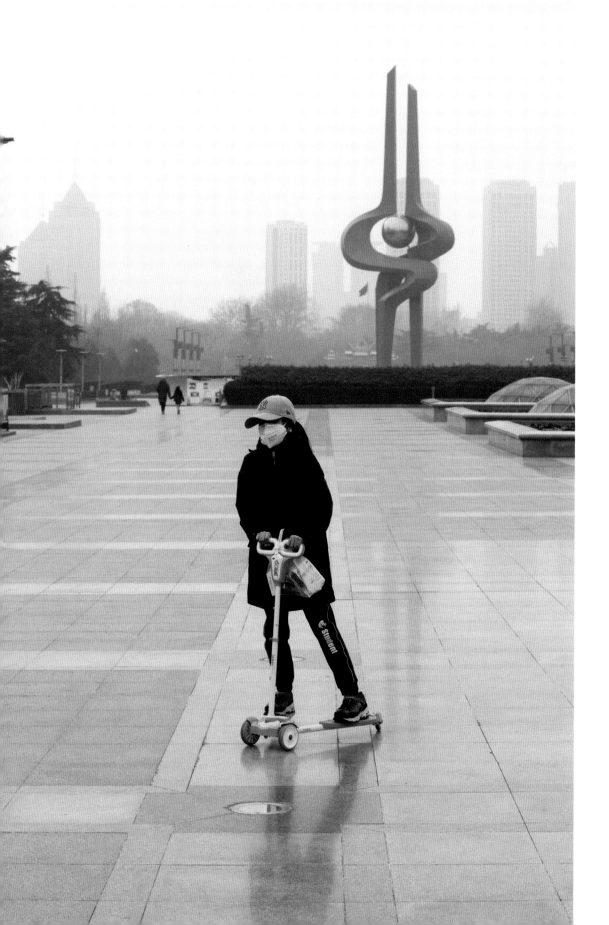

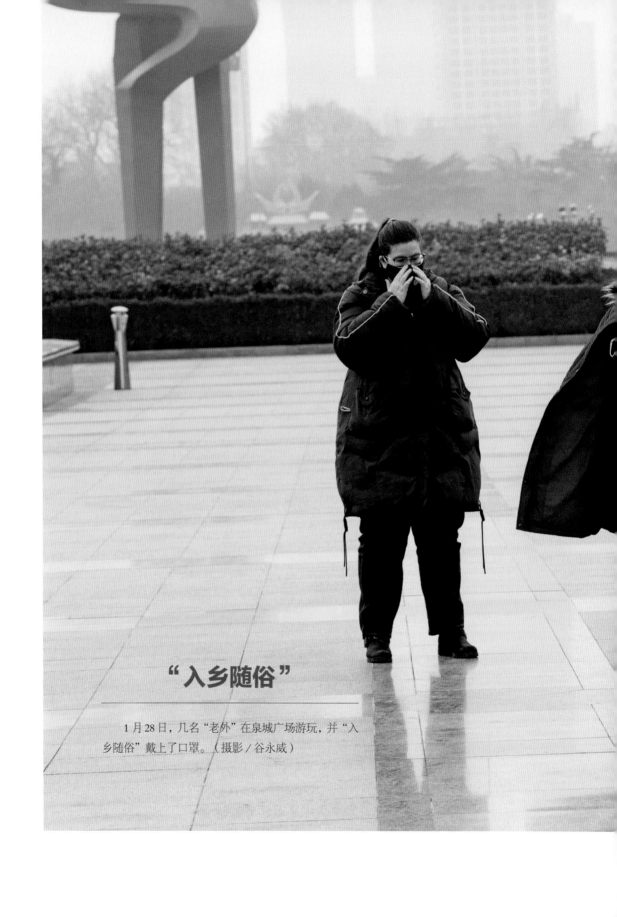

"入乡随俗"

1月28日，几名"老外"在泉城广场游玩，并"入乡随俗"戴上了口罩。（摄影／谷永威）

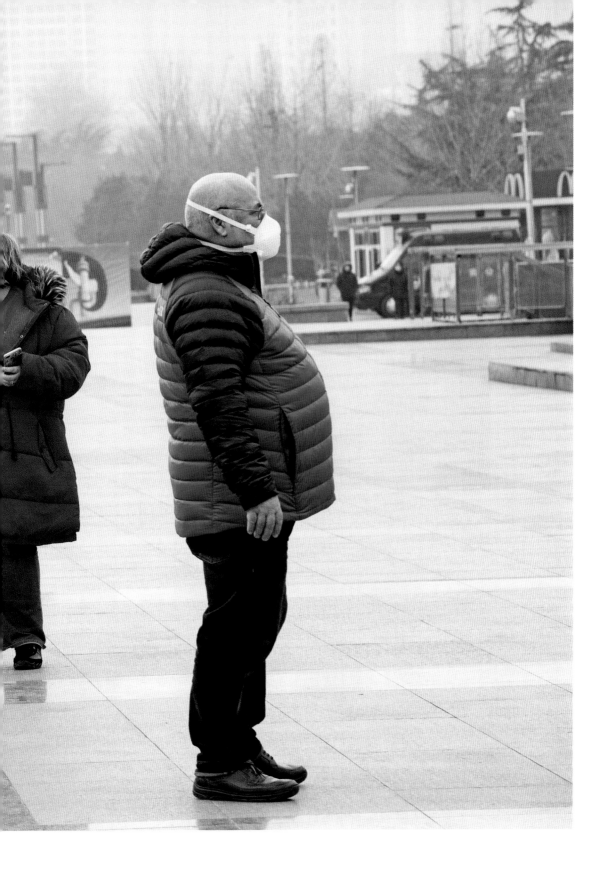

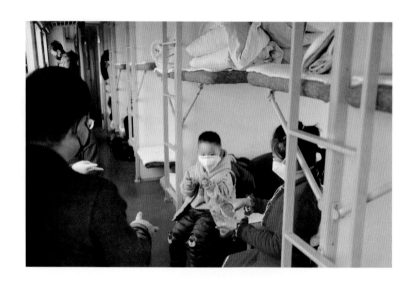

爱

上图／1月27日，乘坐火车的一家四口，戴着口罩玩耍的孩子。（摄影／白淑珍）

右图／2月1日，菏泽火车站，马上就要进站，母亲又特意检查了一下孩子的口罩。（摄影／马星魁）

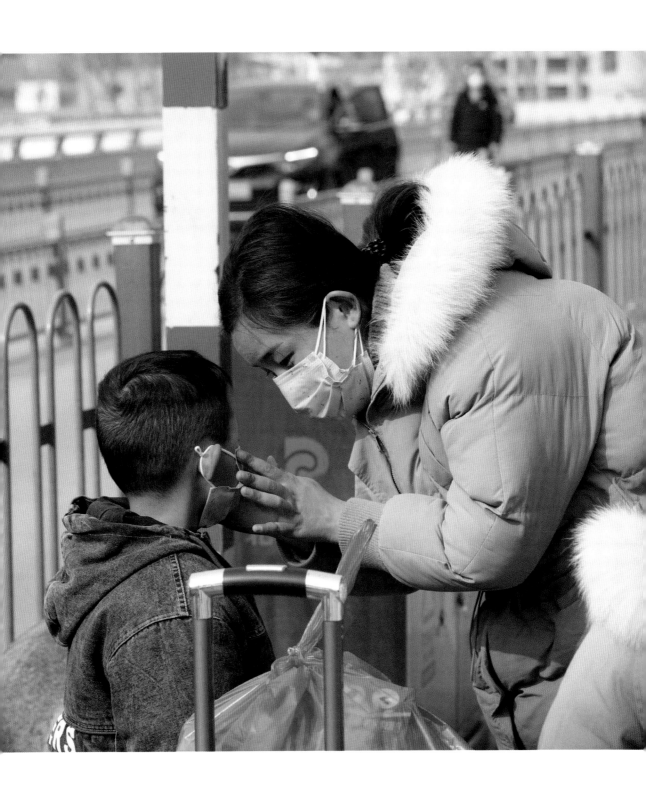

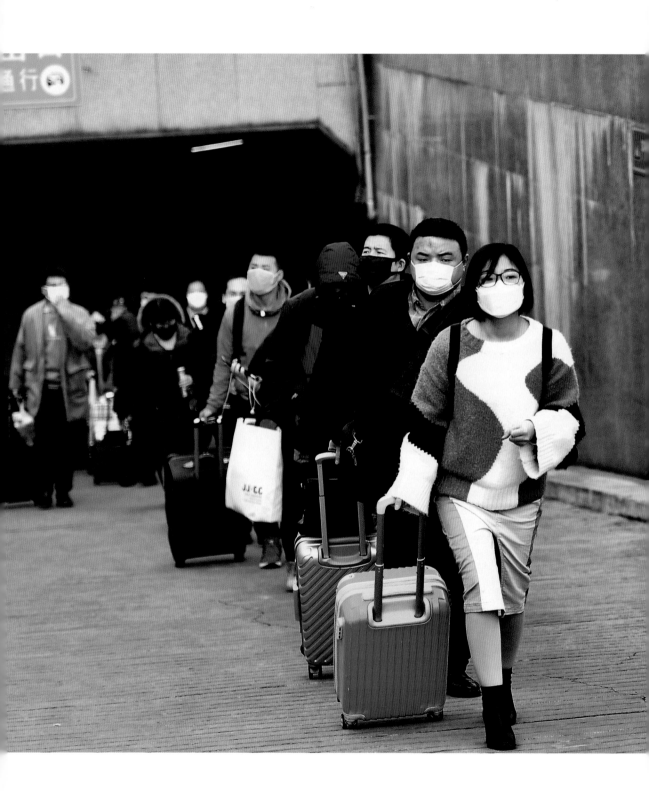

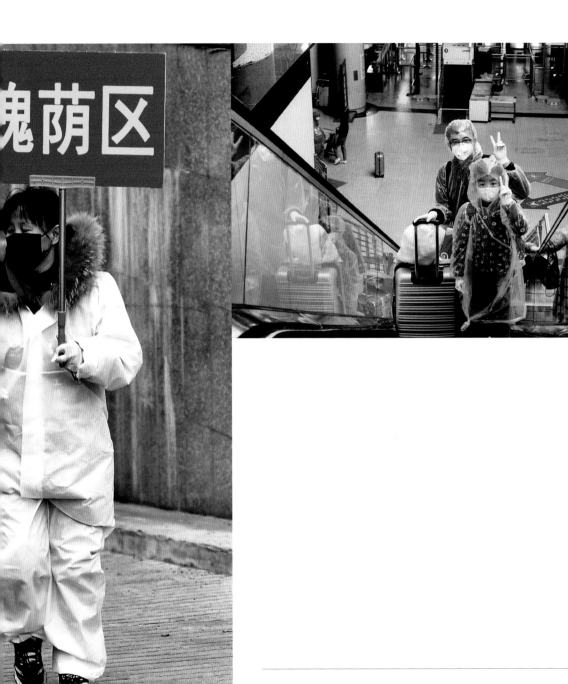

左图 / 济南对跨省流动人员进行针对性管理，各区成立专门队伍在火车站等重点场所进行人员筛查和引流。（摄影 / 郭尧）

上图 / "全副武装"乘车的旅客。（摄影 / 孙连浩）

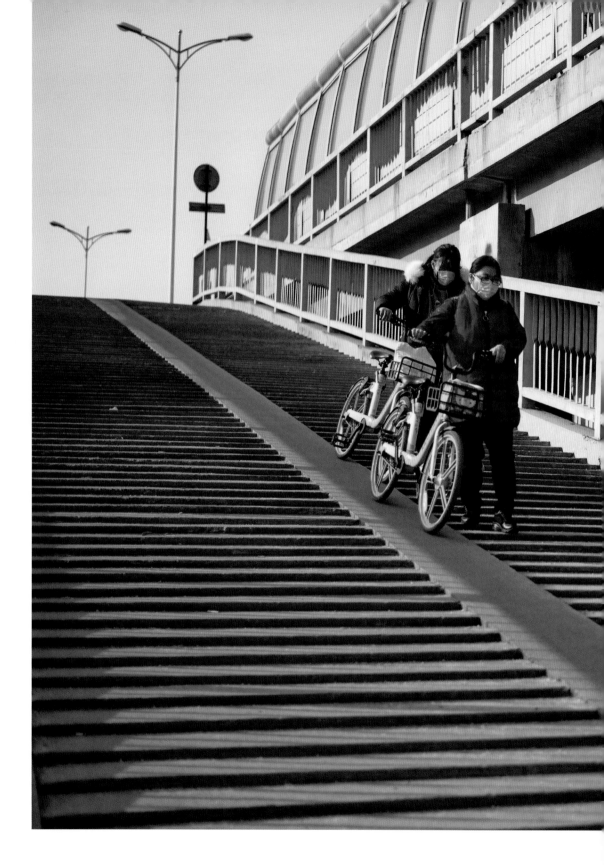

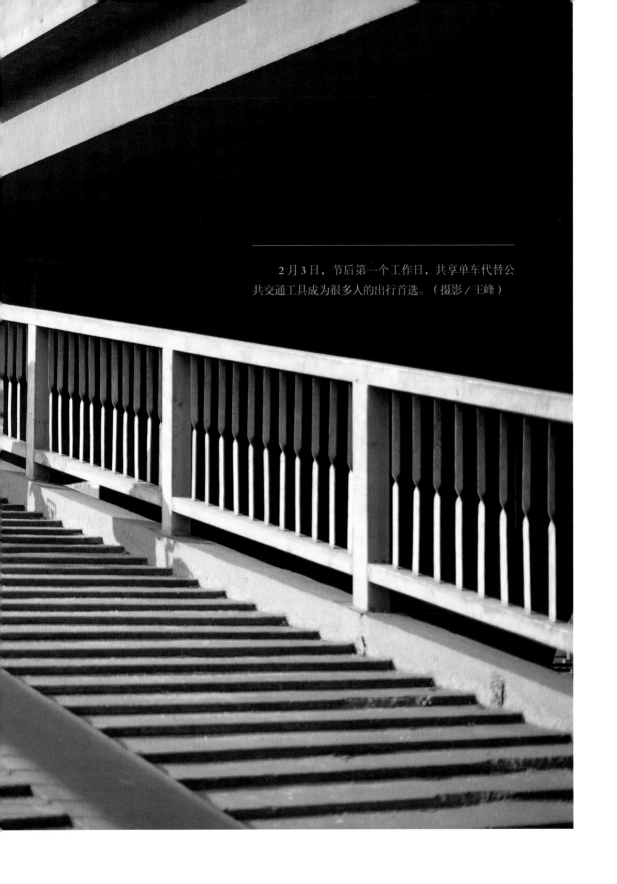

2月3日，节后第一个工作日，共享单车代替公共交通工具成为很多人的出行首选。（摄影／王峰）

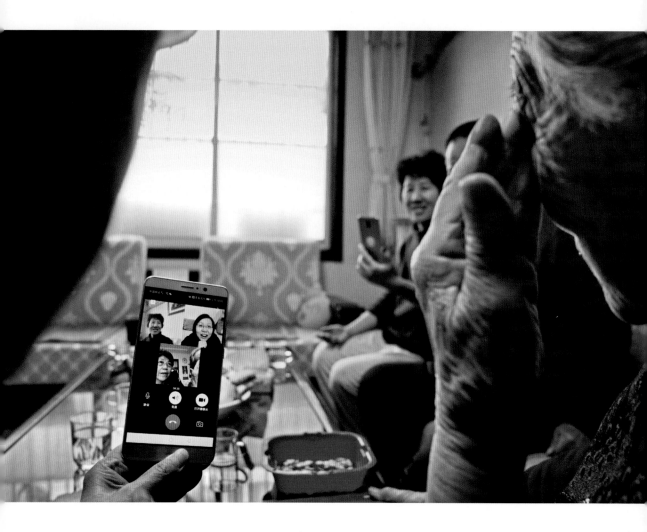

"宅"家就是做贡献

2月4日，因居家隔离不能团聚的亲人用手机视频通话。
（摄影／于文国）

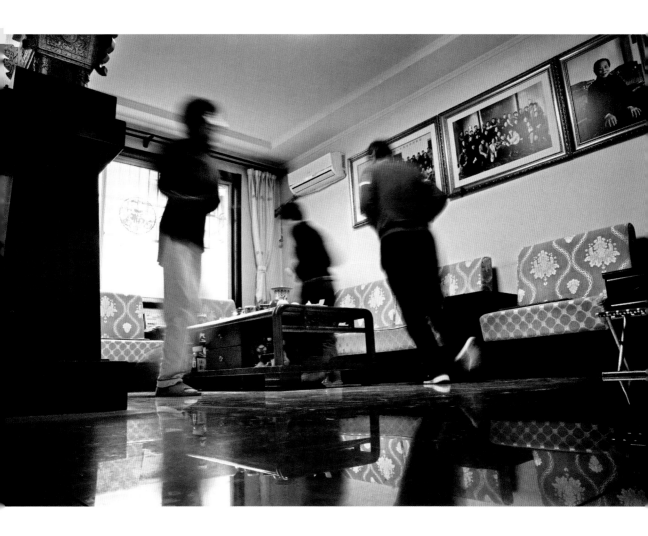

2月6日，足不出户的人们开始在家中做运动，舒展身体。
（摄影／于文国）

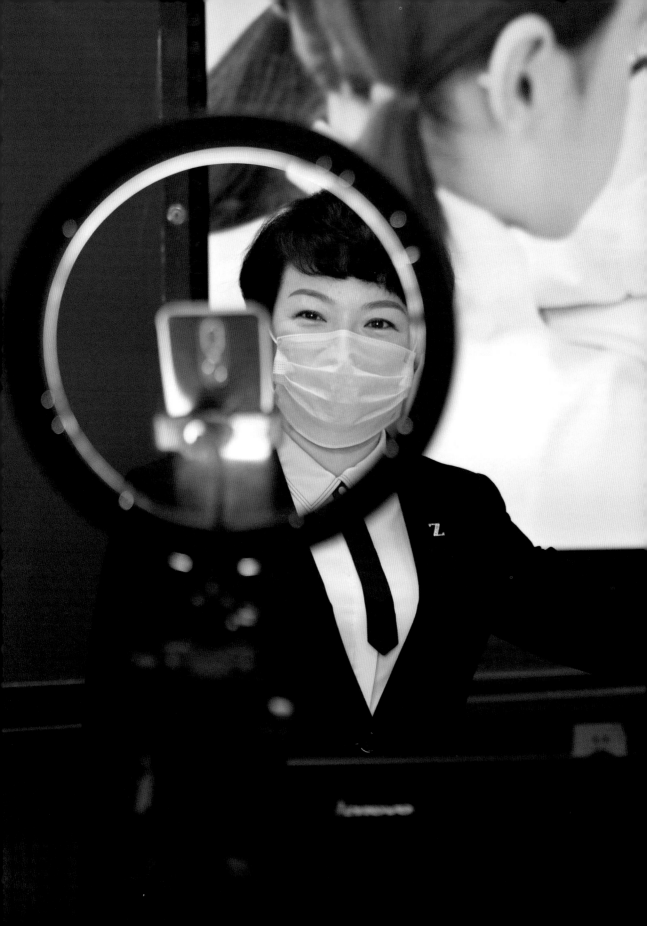

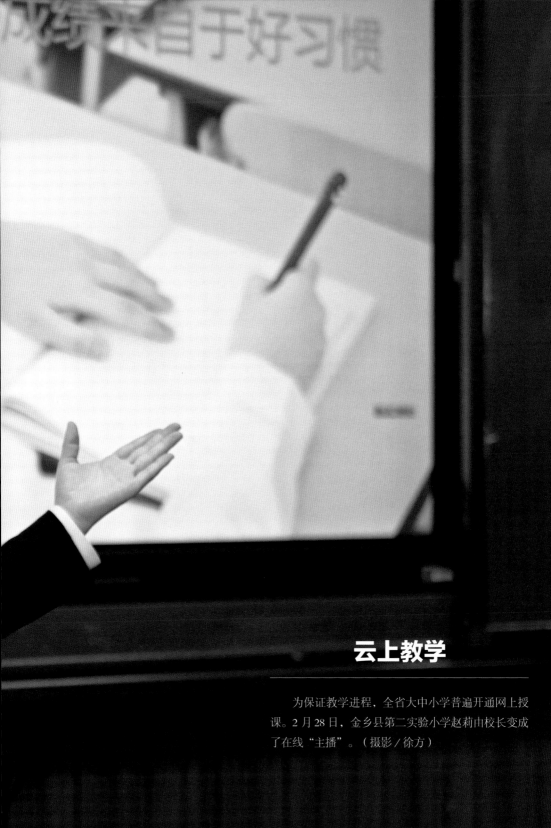

云上教学

为保证教学进程，全省大中小学普遍开通网上授课。2 月 28 日，金乡县第二实验小学赵莉由校长变成了在线"主播"。（摄影／徐方）

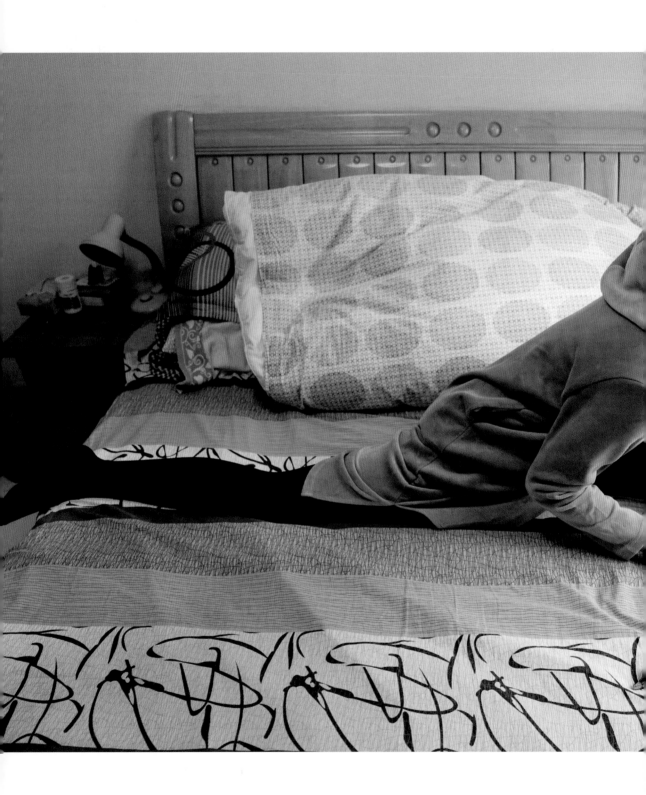

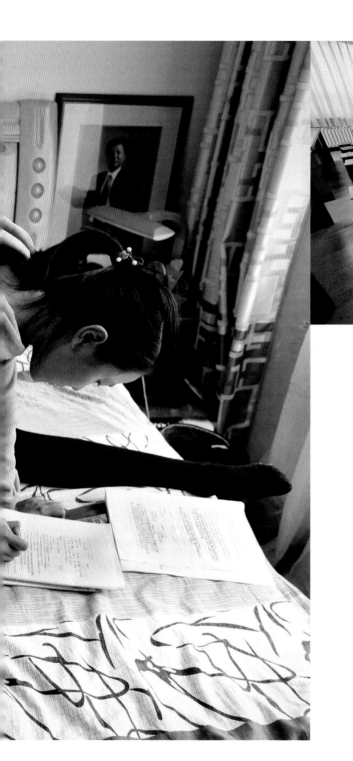

左图／2月2日，正月初九，"宅"在家边练功边做寒假作业的孩子。（摄影／于文国）

上图／2月3日，日照市新营小学东校区教师宋蕾在为学生们录制语文课《北京的春天》。与以往不同，她面对的是空荡荡的教室。（摄影／李青）

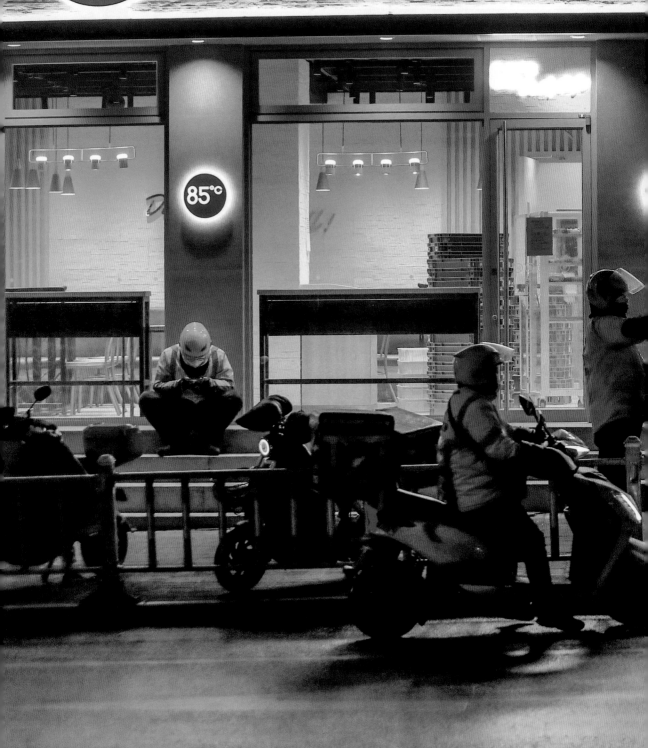

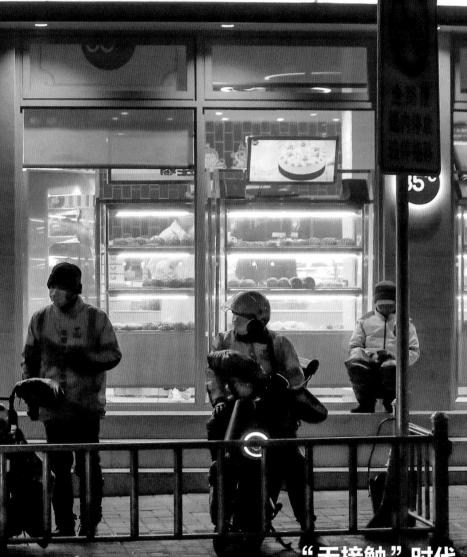

our life

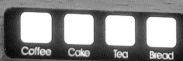
Coffee Cake Tea Bread

"无接触"时代

为保证特殊时期配送安全，很多外卖平台将打包员、骑手的健康情况透明地呈现给用户，实行"无接触＋可追溯"的安心配送。图为济南山师东路等待接单的外卖小哥。（摄影／杨超）

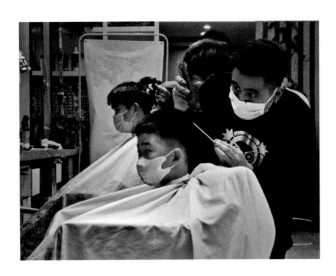

坚持

上图／二月二，龙抬头。2月24日，农历二月初二，济南理发店忙了起来。不同的是，客人必须测体温、登记，并戴好口罩后才能理发。(摄影／钱捍)

右图／大型超市成了疫情期间为数不多的坚持营业的场所，为保障居民生活必需品供应做出了巨大贡献。2月20日，超市里"全副武装"的收银员。(摄影／撒伟)

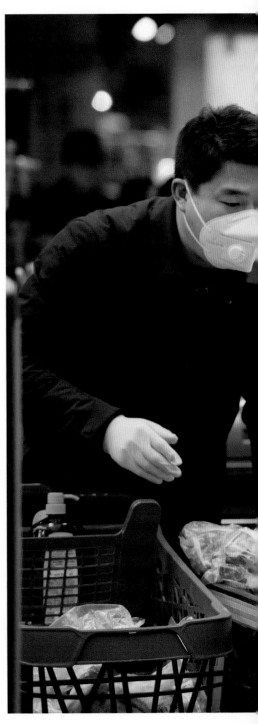

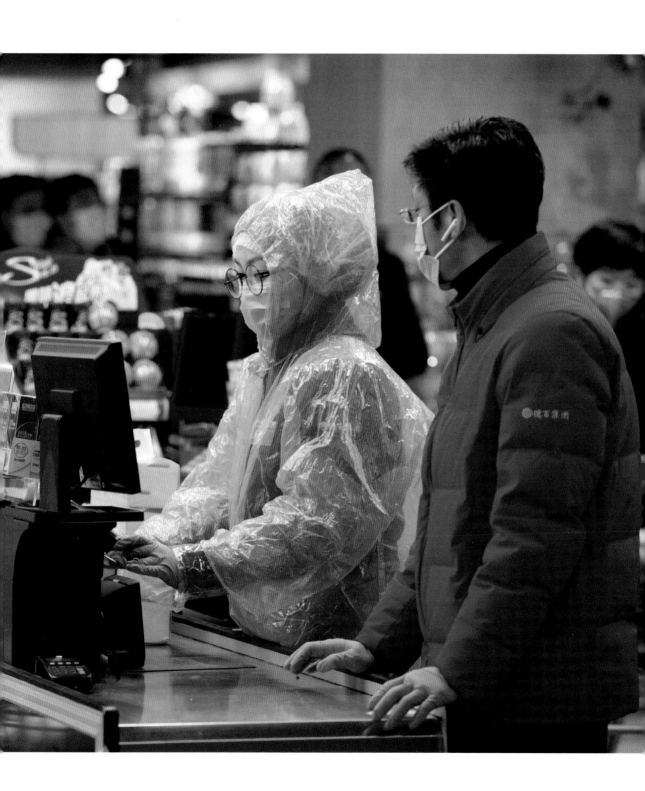

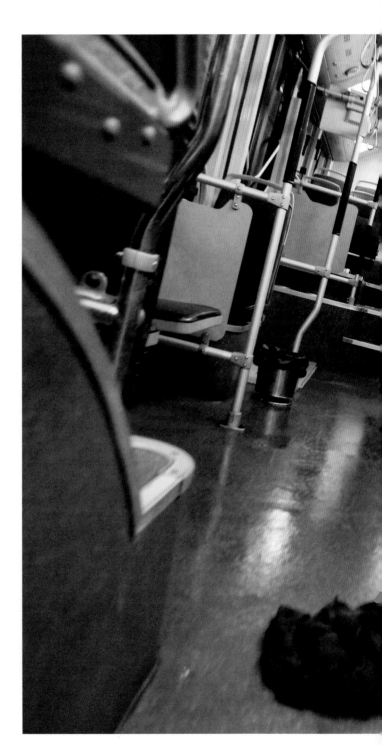

安全出行

2月5日，济南，为保障市民安全，每次发车前工作人员都对公交车进行全面消毒。在这段特殊的日子里，每个人都用他们的行动，默默守护着这座美好的城市。（摄影／王鑫）

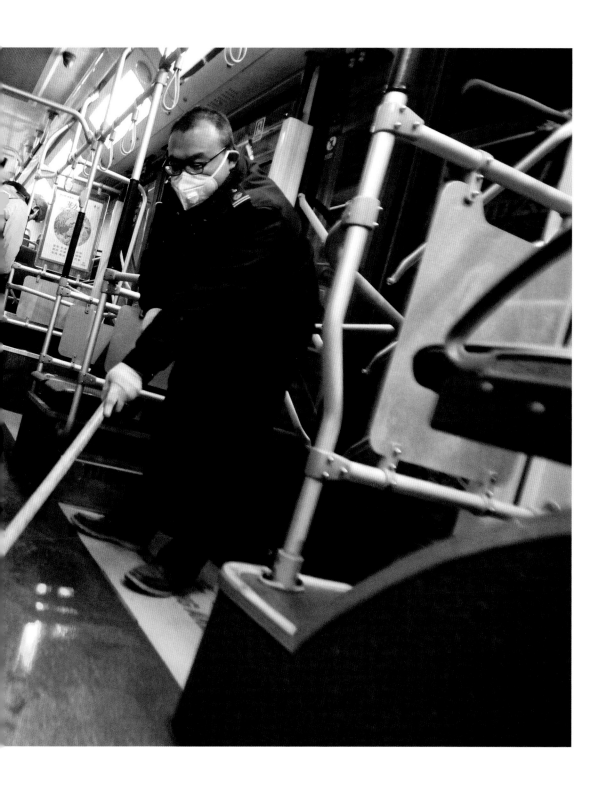

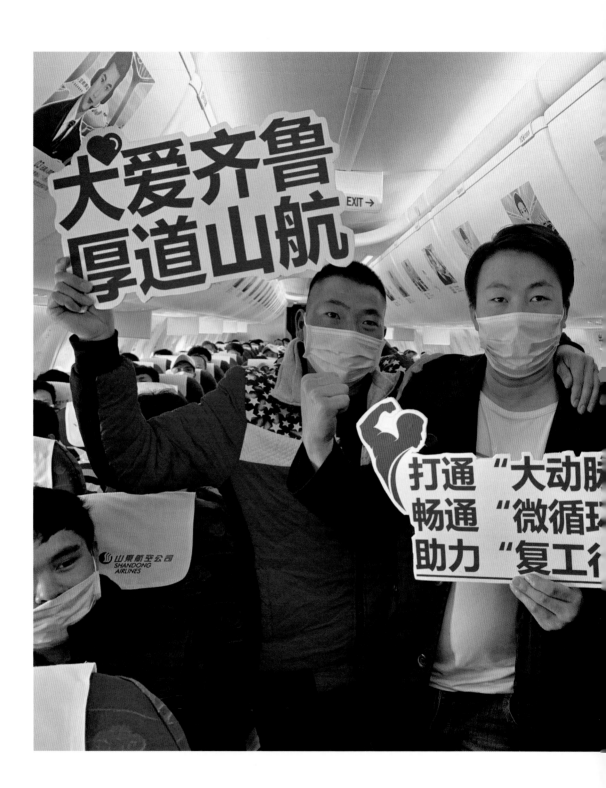

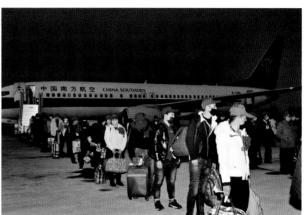

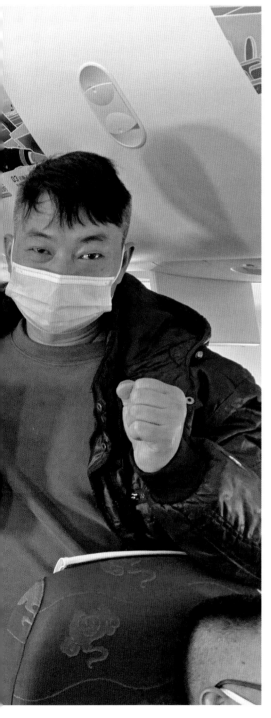

复工专机

左图／2月26日，满载着155名贵州省安顺市务工人员的山航SC4944航班由安顺准时抵达青岛流亭国际机场，这是青岛市首架"复工专机"。（山东航空供图）

上图／2月28日傍晚，350名外来务工人员乘坐中国南方航空公司的包机降落济南机场。山东烟台三江水产有限公司、日照经济技术开发区等单位共派出17辆大巴包车到济南机场，实行点对点运送，保证务工人员按时返厂复工。（摄影／王琦）

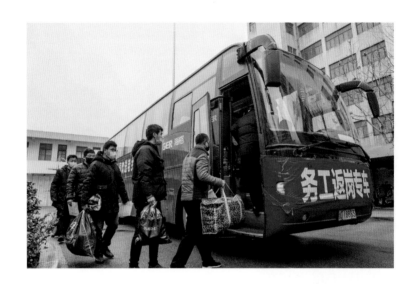

山东复工复产按下"快进键"

上图／2月21日，滕州市"务工返岗专车"免费送30名老乡到中国重汽集团济南卡车股份有限公司工作，务工返岗专车使农民工从家到厂"无缝衔接"。（摄影／宋海存）

右上图／2月20日，山东日照一社区为外出务工人员办理《复学复工人员健康通行证》。（摄影／成雪峰）

右下图／山东烟台中集来福士海洋工程有限公司节后复工复产首日，为防范新冠肺炎疫情，企业提前将员工餐厅的餐桌安装上隔断，并张贴大量防疫提醒，以保障员工的就餐安全和提高员工的疫情防范意识。（摄影／唐克）

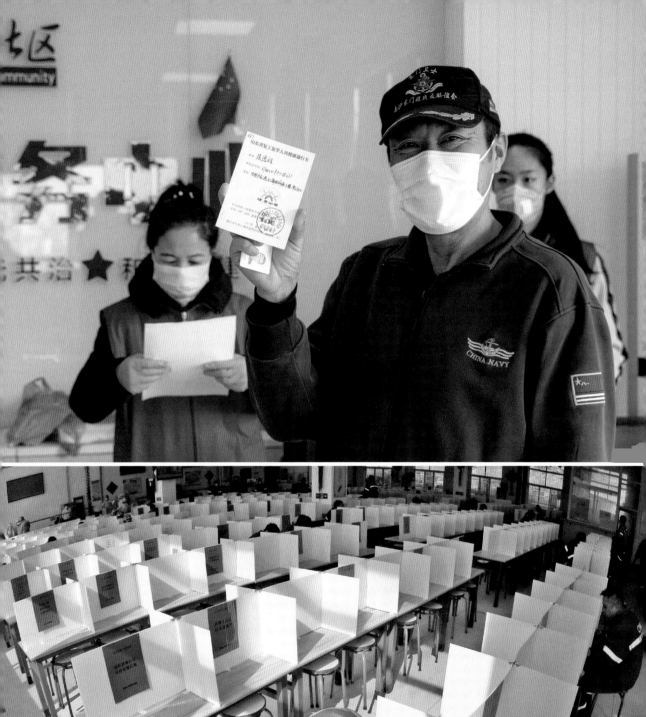
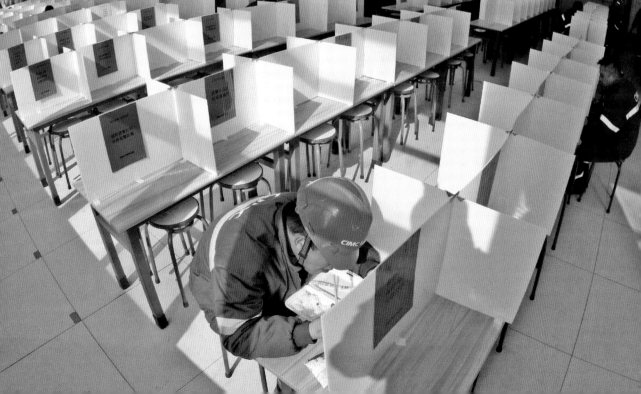

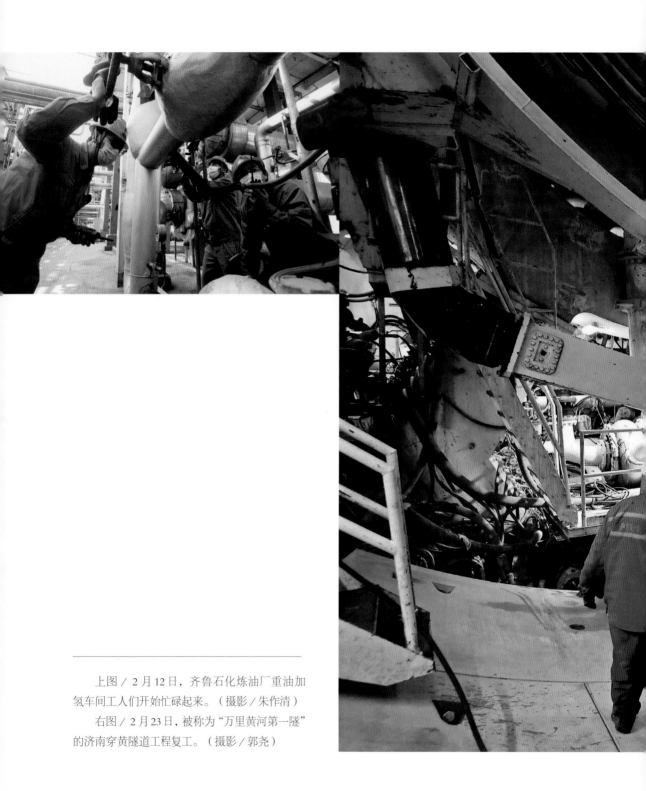

上图／2月12日，齐鲁石化炼油厂重油加氢车间工人们开始忙碌起来。（摄影／朱作清）

右图／2月23日，被称为"万里黄河第一隧"的济南穿黄隧道工程复工。（摄影／郭尧）

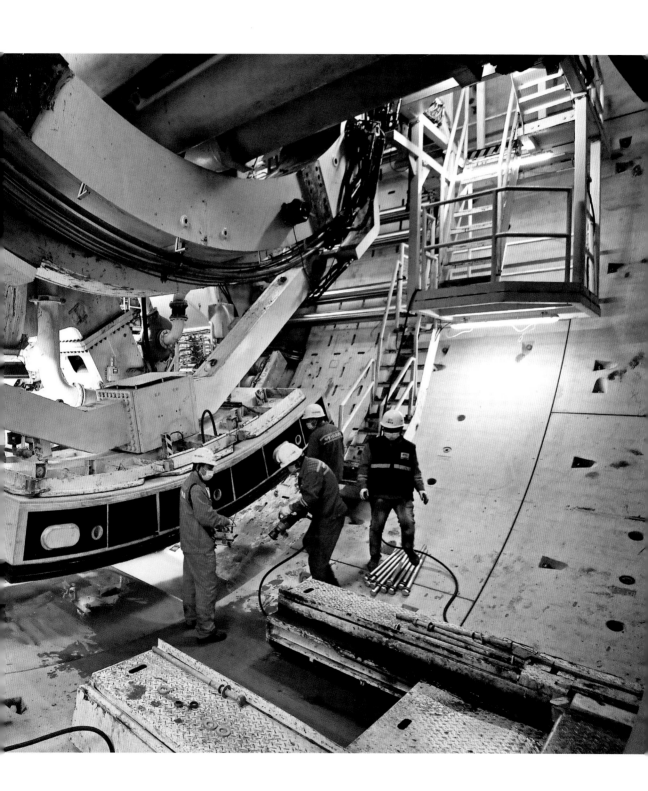

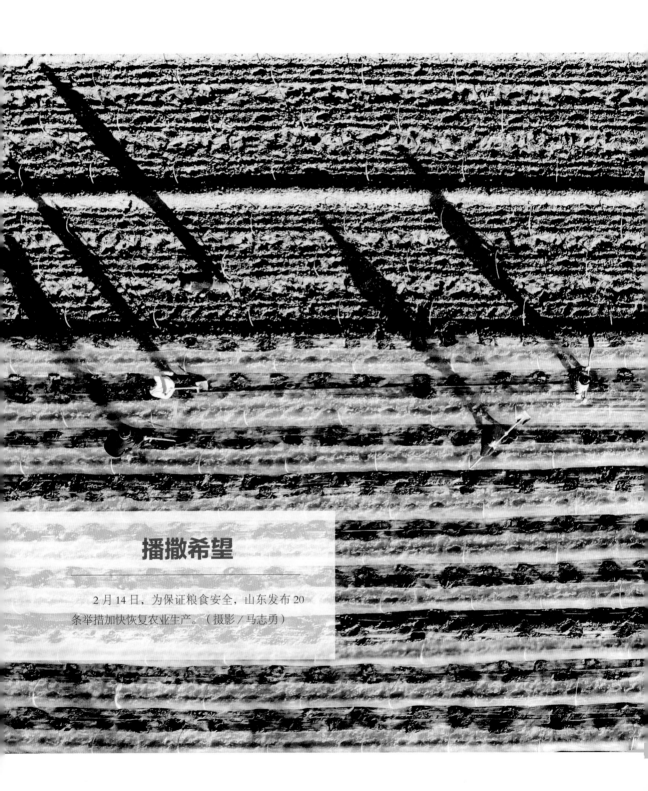

播撒希望

2月14日，为保证粮食安全，山东发布20条举措加快恢复农业生产。（摄影/马志勇）

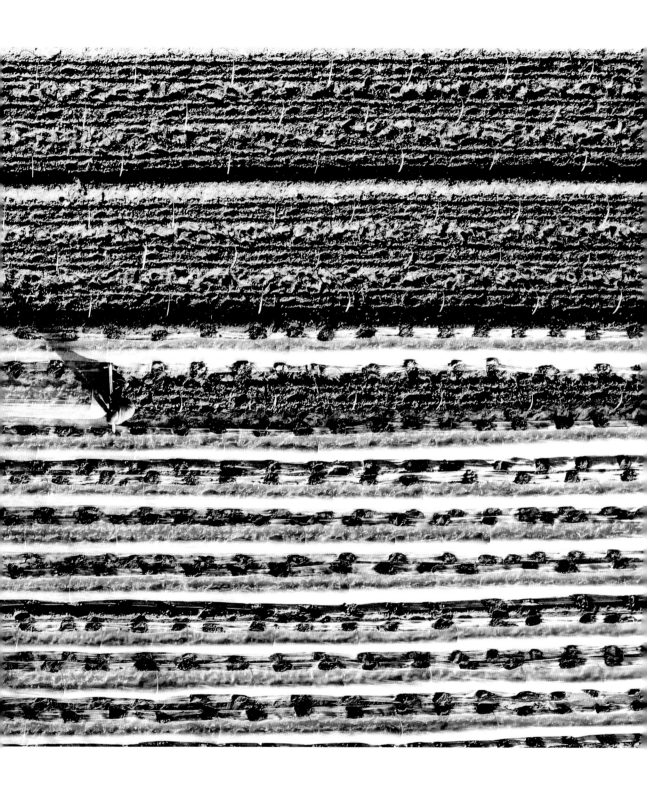

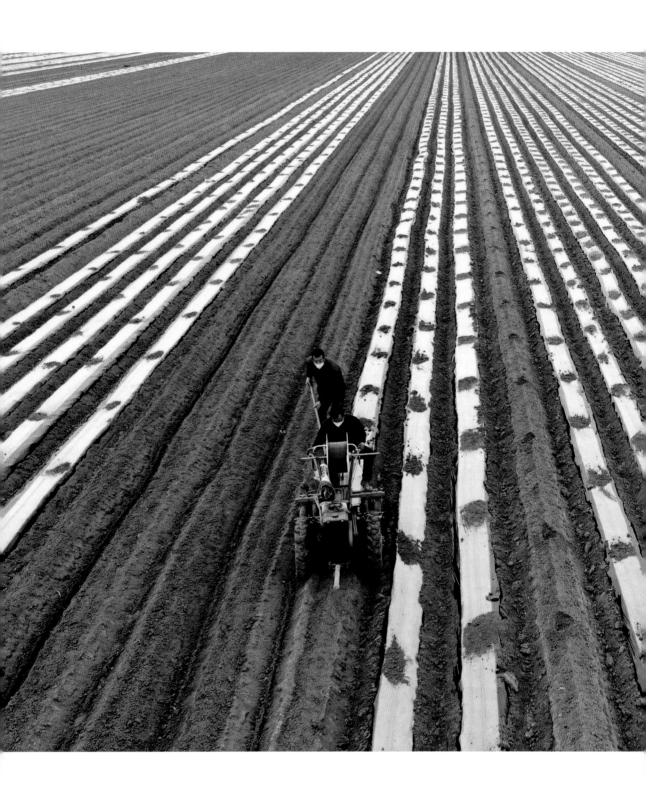

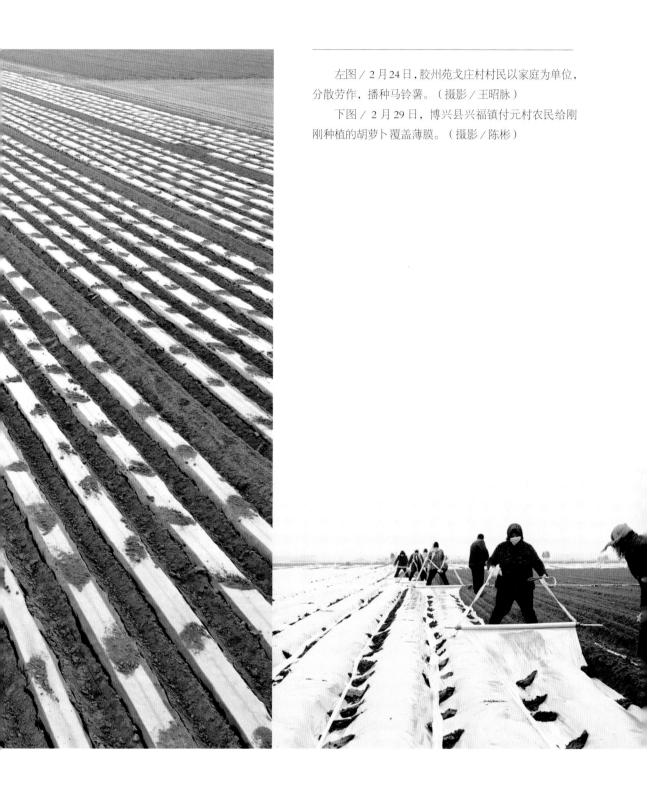

左图／2月24日，胶州苑戈庄村村民以家庭为单位，分散劳作，播种马铃薯。（摄影／王昭脉）

下图／2月29日，博兴县兴福镇付元村农民给刚刚种植的胡萝卜覆盖薄膜。（摄影／陈彬）

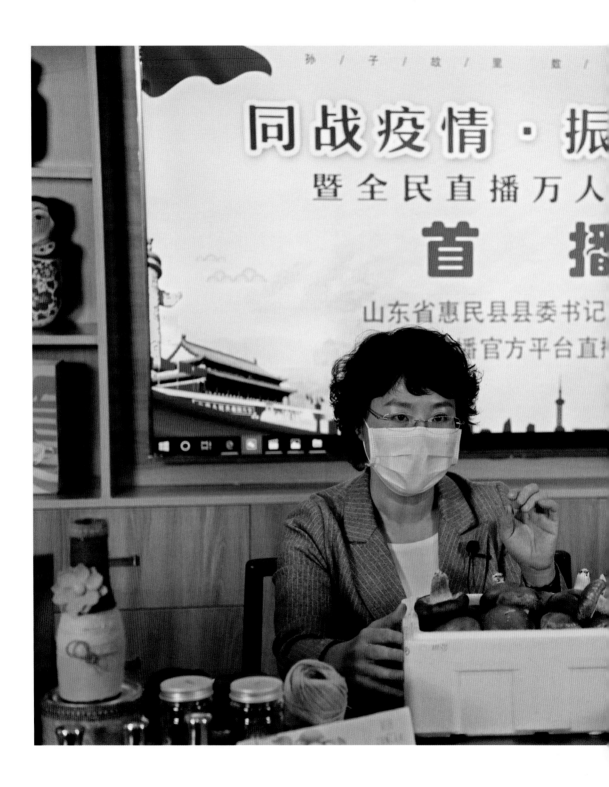

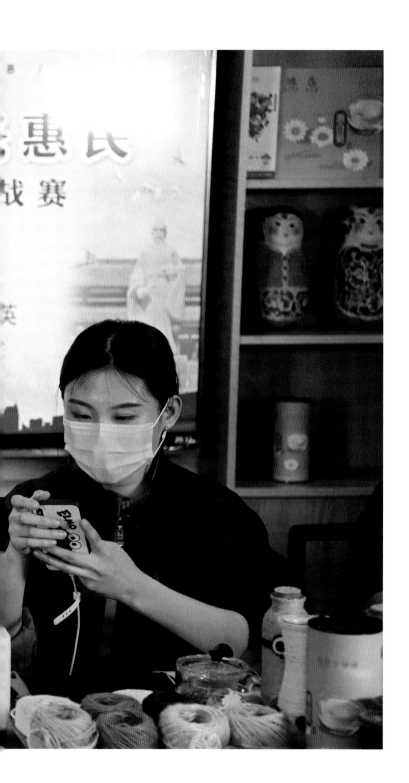

书记直播

疫情期间，惠民县网上发起万人挑战赛，推广本地特色产品。县委书记带头主持网络直播。（摄影／王忠才）

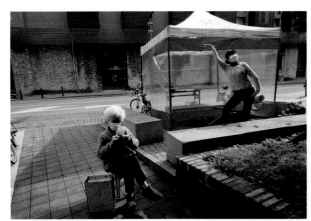

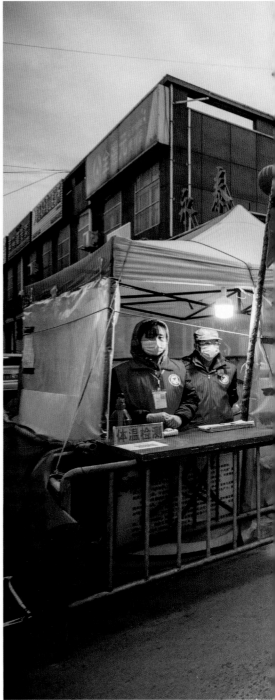

特殊时期的新生活

右图／2月27日，山东寿光两名结婚的新人步行进入小区，开始了疫情期间的新生活。（摄影／韩明云）

上图／同日，经过几天阴雨，武汉终于出了太阳，阿婆坐在小区门口织毛衣。原来每天跳广场舞的大姐，现在只好自己活动活动了。（摄影／刘宇）

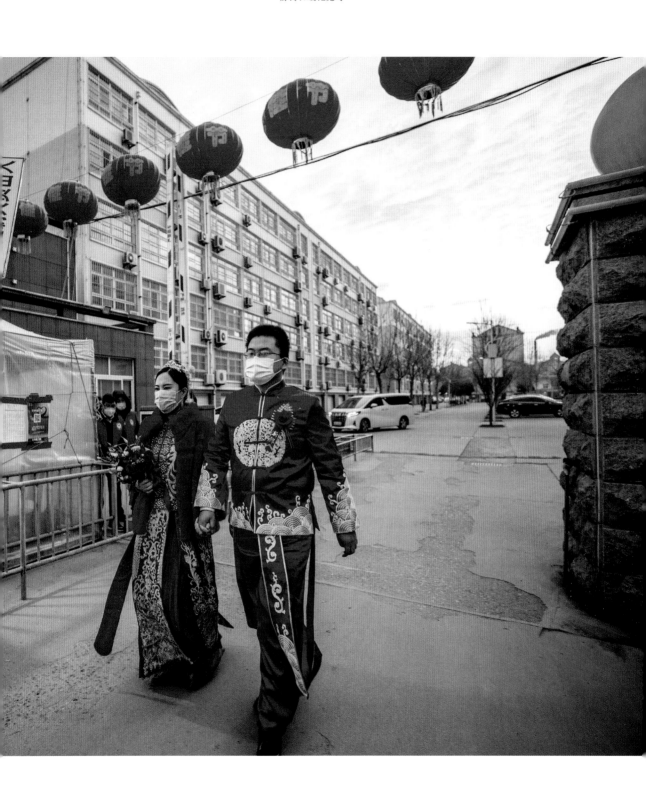

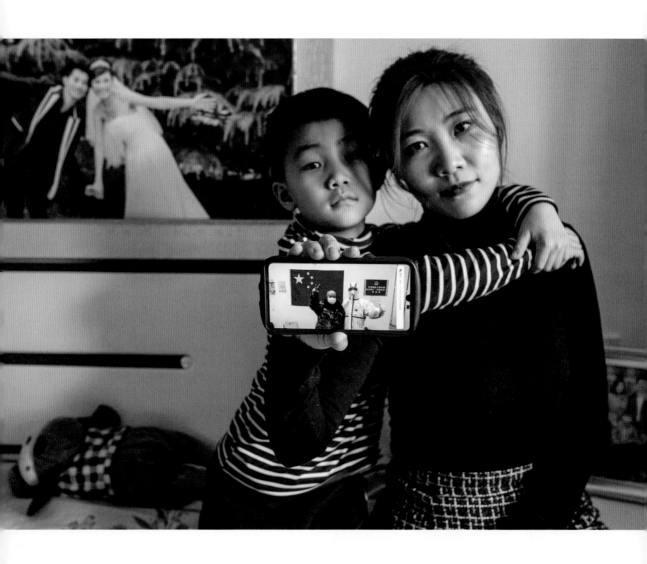

英雄爸爸

2月21日，"宅"在家里的孟晨晨展示丈夫王泗远在武汉方舱医院的工作照。孟晨晨是肥城市人民医院的一名护士，她支持爱人的选择，宝贝儿子也说爸爸是英雄。（摄影／王利群）

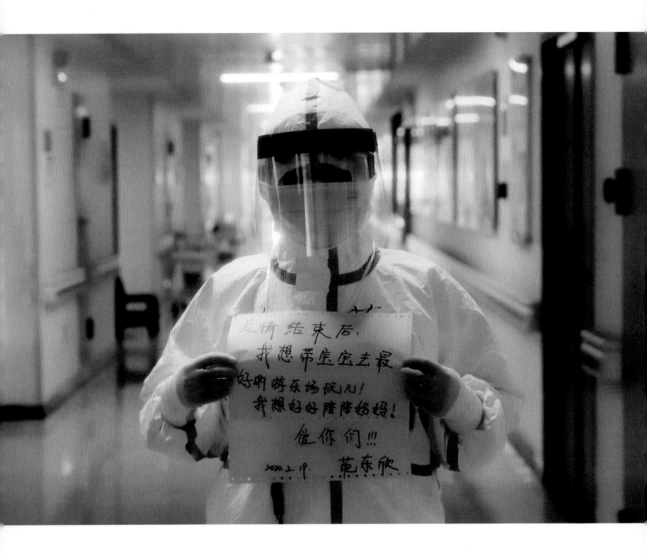

心愿

　　2月19日，山东援助湖北医疗队的队员们写出了
自己回家后的心愿。（山东援助湖北医疗队供图）

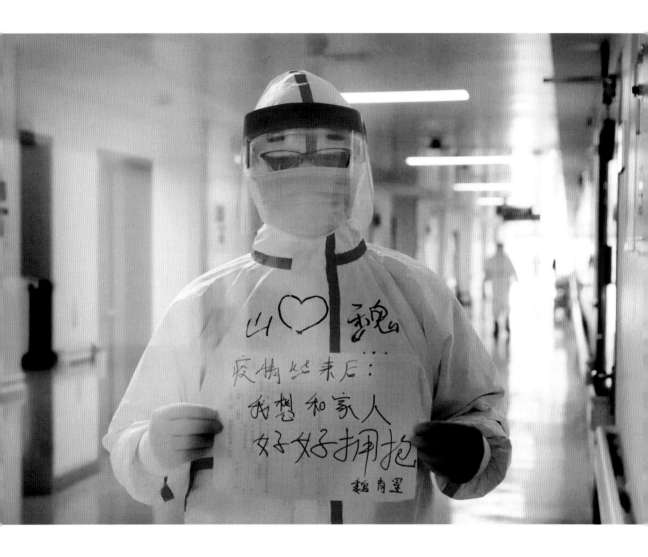

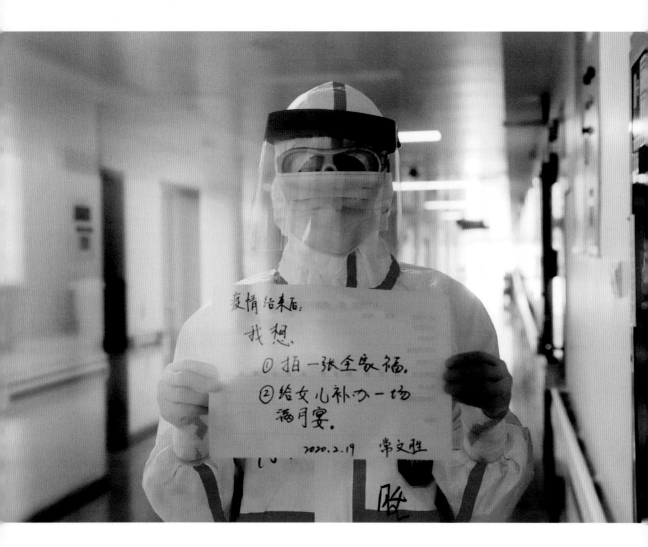

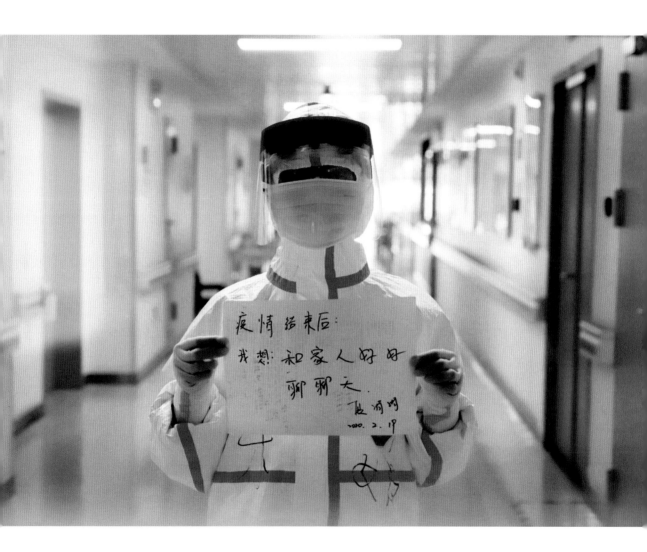

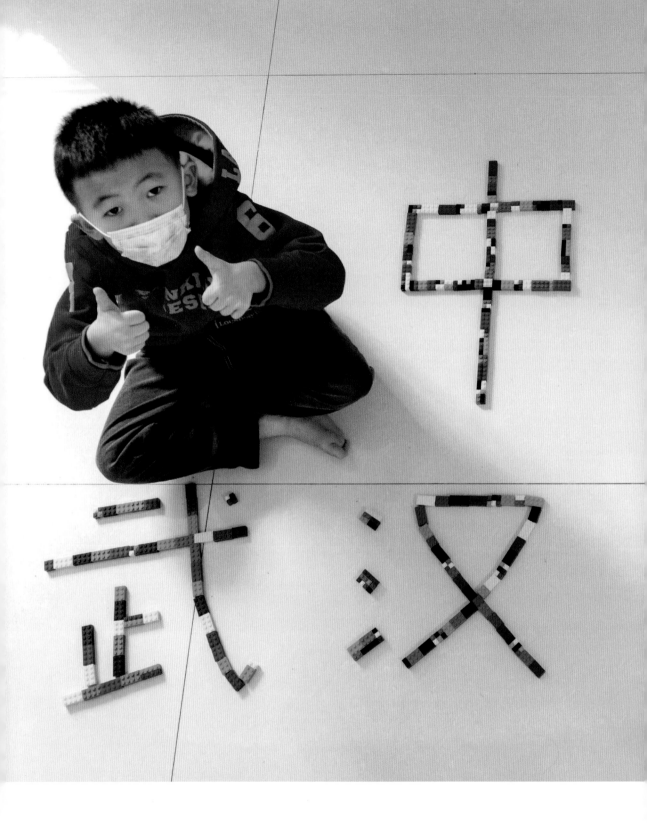

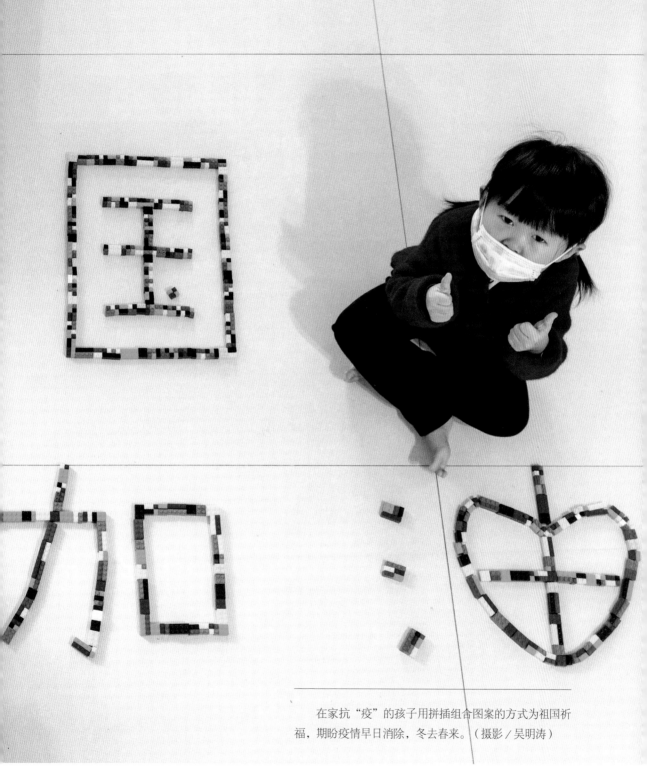

在家抗"疫"的孩子用拼插组合图案的方式为祖国祈福，期盼疫情早日消除，冬去春来。（摄影／吴明涛）

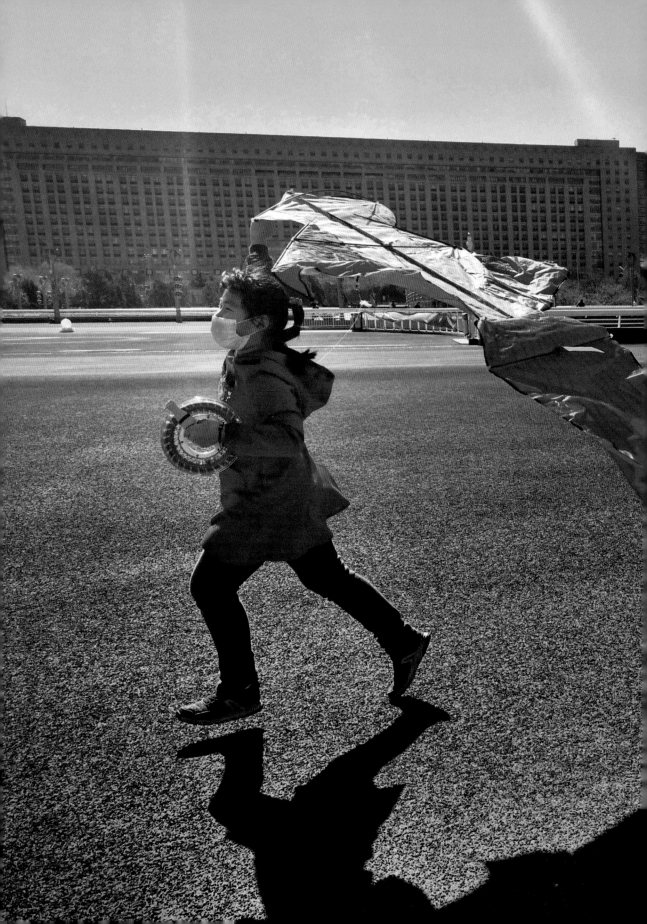

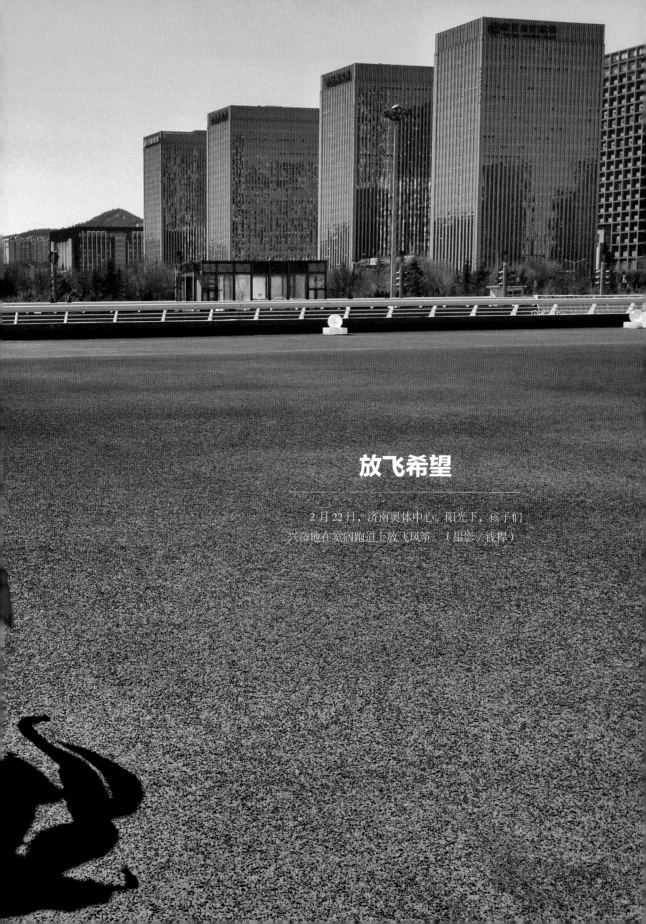

放飞希望

2月22日，济南奥体中心。阳光下，孩子们
兴奋地在宽阔跑道上放飞风筝。（摄影／钱捍）

终于盼到你归来

你

松垮的衣衫

斑白的鬓角

飒爽的短发

让我的欢笑伴着泪水

还有你年幼的孩子啊

竟已认不出你的样子

……

让繁花为你妆点

让彩虹为你洗尘

让湖北同胞的祝福

伴你春夏秋冬

笑靥繁花

送春至

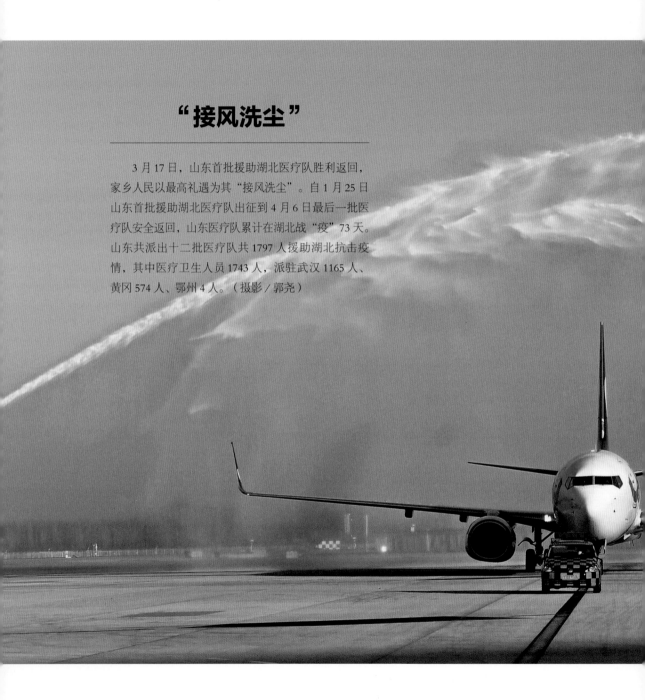

"接风洗尘"

3月17日，山东首批援助湖北医疗队胜利返回，家乡人民以最高礼遇为其"接风洗尘"。自1月25日山东首批援助湖北医疗队出征到4月6日最后一批医疗队安全返回，山东医疗队累计在湖北战"疫"73天。山东共派出十二批医疗队共1797人援助湖北抗击疫情，其中医疗卫生人员1743人、派驻武汉1165人、黄冈574人、鄂州4人。（摄影／郭尧）

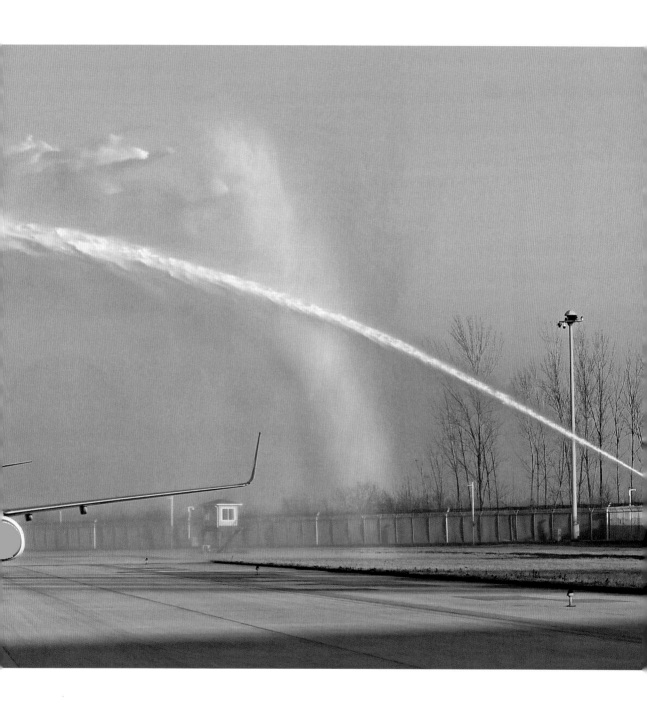

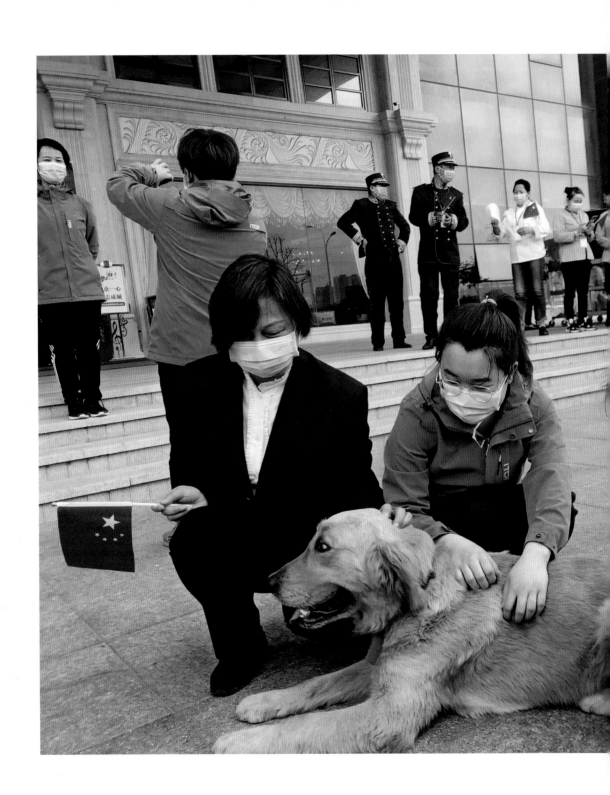

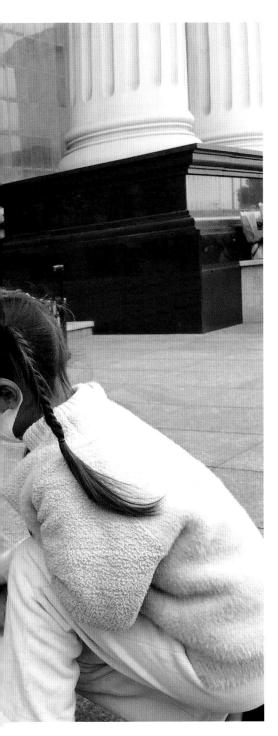

别样的不舍

3月19日，山东援助湖北医疗队队员们在驻扎的酒店外面合影留念。一只金毛犬突然闯进了合影的队伍，黏着队员们撒娇。

小金毛生活在湖北黄冈，有一天它和主人走散，过起了流浪生活。直到50多天前，遇到山东援助湖北医疗队。有了医生哥哥护士姐姐，小金毛再也没有挨过饿，它和远道而来的英雄们，结下了深厚的友谊。3月19日，山东对黄冈的援助告一段落，撤离前，山东医疗队在酒店前合影留念，小金毛冲进人群紧紧依偎在医护人员身边，不忍分离。（黄冈日报）

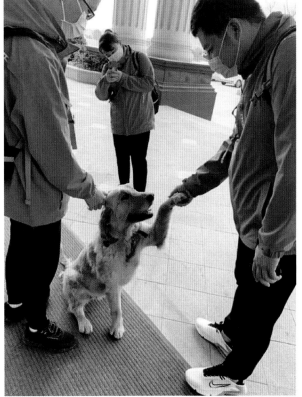

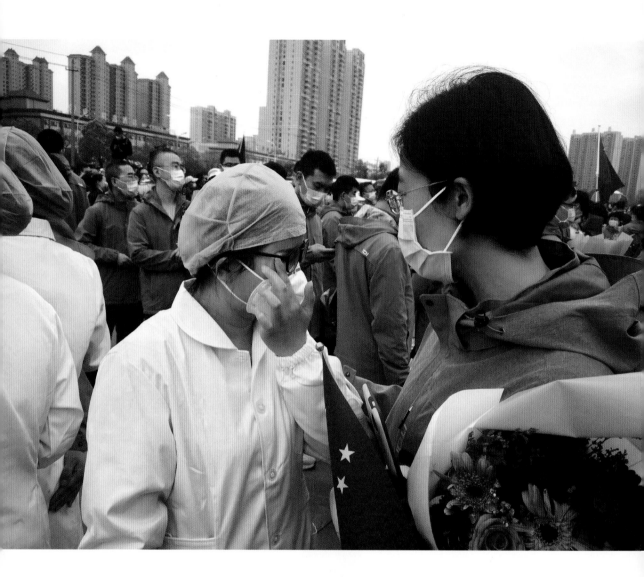

战友

　　3月21日，山东与黄冈两地医护人员依依惜别，在过去的一个多月时间里，他们是"生死与共"的战友。（摄影／陈爱武）

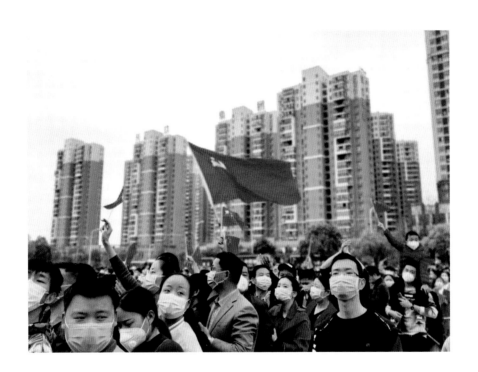

送行

　　3月21日，山东援助黄冈医疗队启程返鲁，黄冈市民夹道送行。自大年初一始，山东共派出5批医疗队574名医护人员援助黄冈。截至当日，黄冈确诊病例全部清零，山东援助黄冈医疗队共救治患者411人，其中重症、危重症92人，交上了合格的"黄冈"答卷。（黄冈日报）

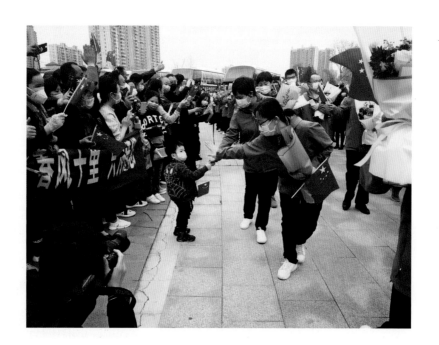

齐楚一家亲

上图／3月21日，黄冈。一名3岁的孩子竖着大拇指，迎向正在撤离的山东援助湖北医疗队队员。他的奶奶在后面大声喊道："为医疗队员们点赞！"孩子的萌态引得队员们弯腰与他互动。（摄影／陈爱武）

右图／3月21日，为山东援助黄冈医疗队送行的父子。（黄冈日报）

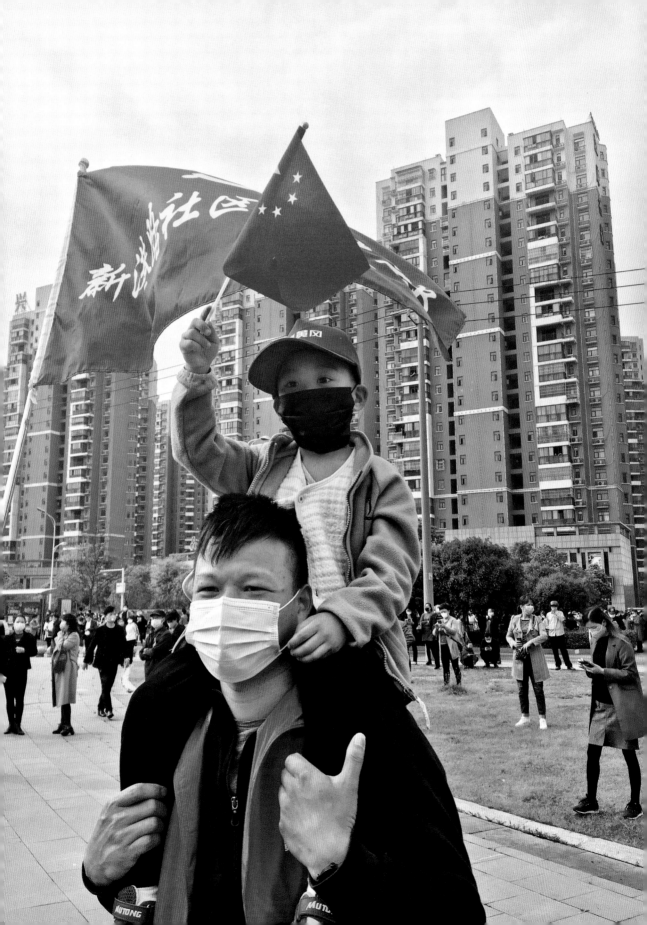

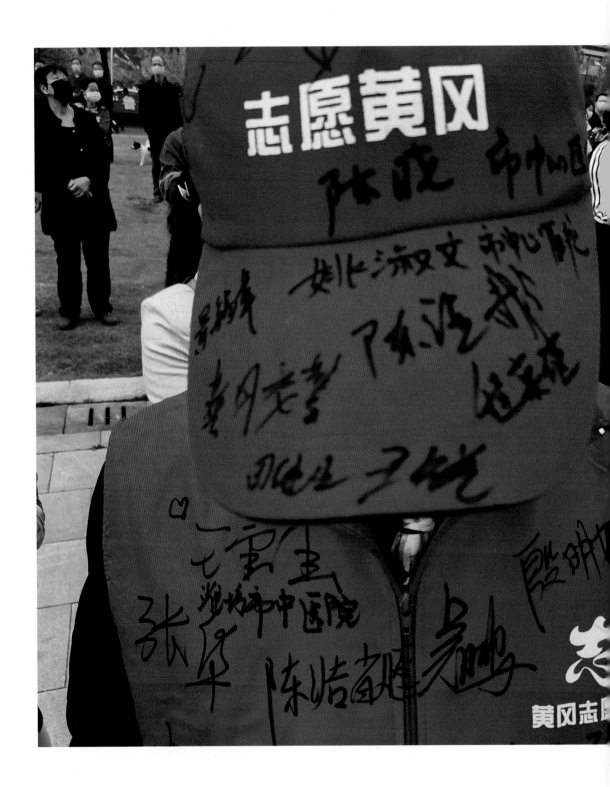

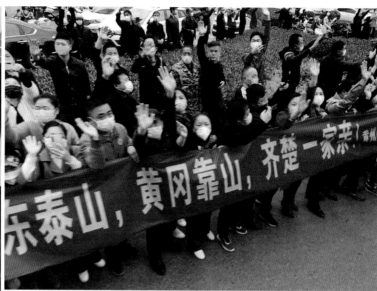

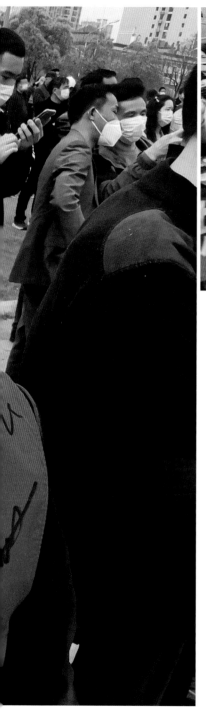

左图／3月21日，山东援助湖北医疗队撤离黄冈。一名志愿者身上签满了医疗队队员的名字。（黄冈日报）

上图／山东与湖北，亲如一家。（黄冈日报）

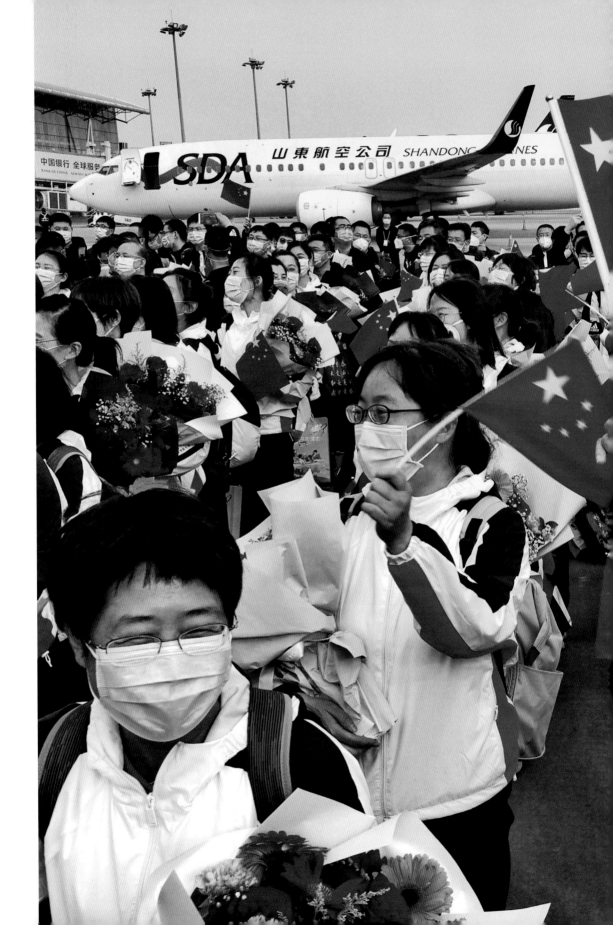

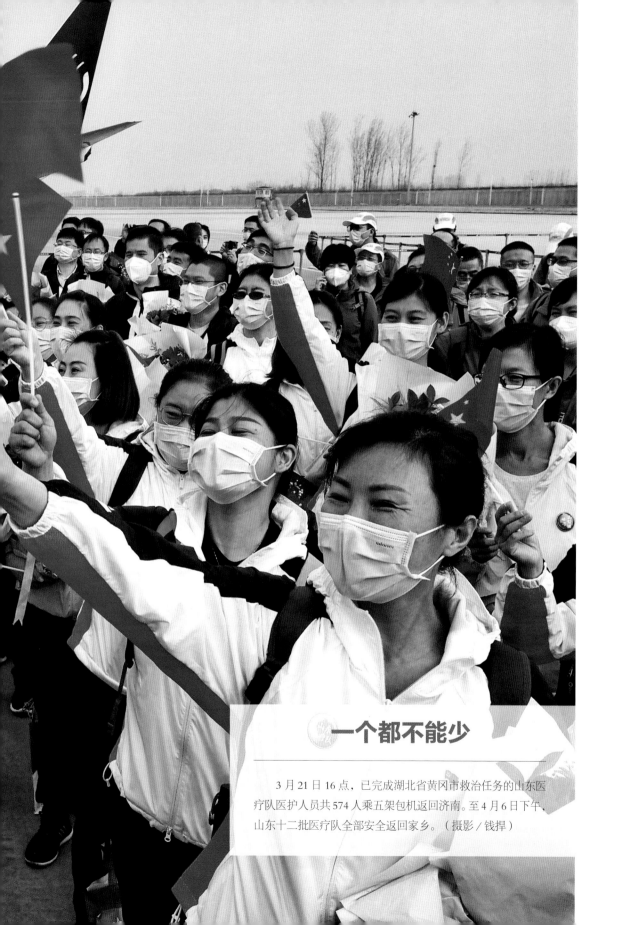

一个都不能少

　　3月21日16点，已完成湖北省黄冈市救治任务的山东医疗队医护人员共574人乘五架包机返回济南。至4月6日下午，山东十二批医疗队全部安全返回家乡。（摄影／钱捍）

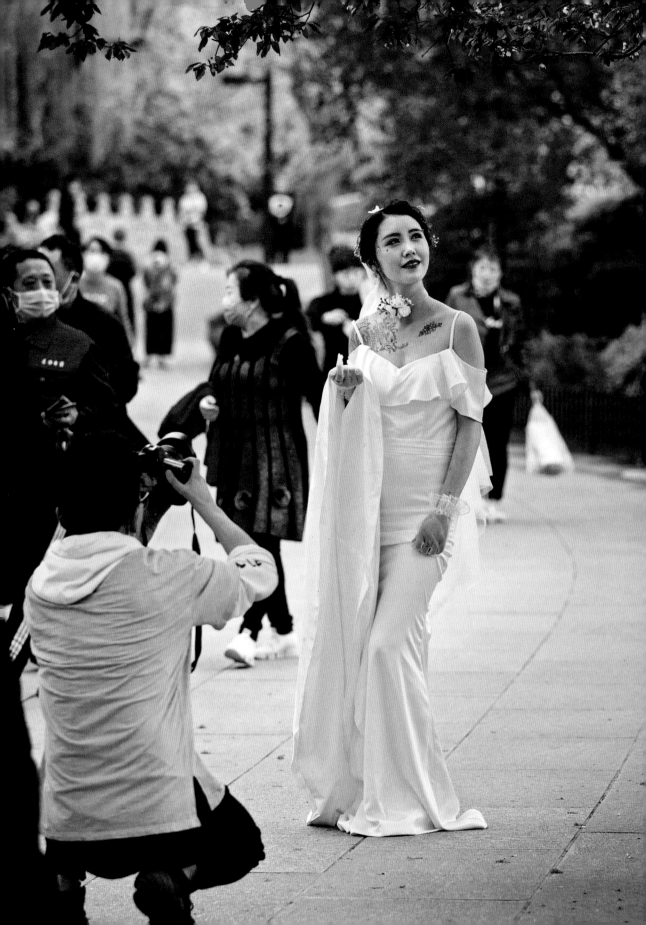

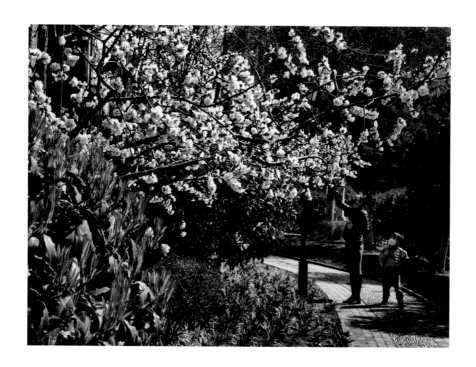

春暖花开

　　左图／3月23日，济南大明湖畔拍摄婚纱照的新人，国人开始重启正常生活。（摄影／张健）

　　上图／3月12日，第42个植树节。人们走出家门，漫步绿树花海中，领略美好风景。（摄影／钱捍）

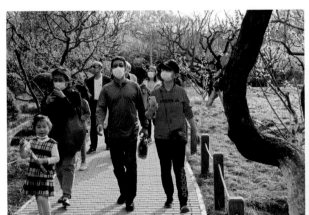

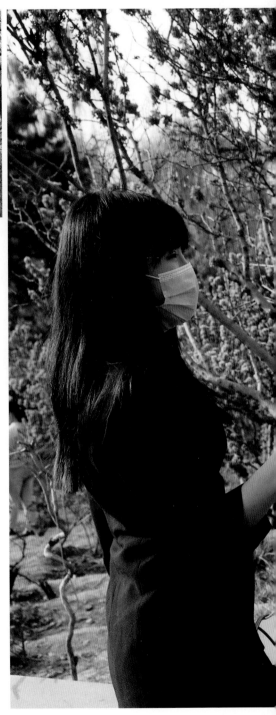

上图／3月24日，济南泉城公园踏春的一家人，口罩挡不住大家迎接春天的喜悦。（摄影／谷永威）

右图／3月24日，在花丛中为自己的工作室拍摄样片的摄影师，兼做起模特。（摄影／谷永威）

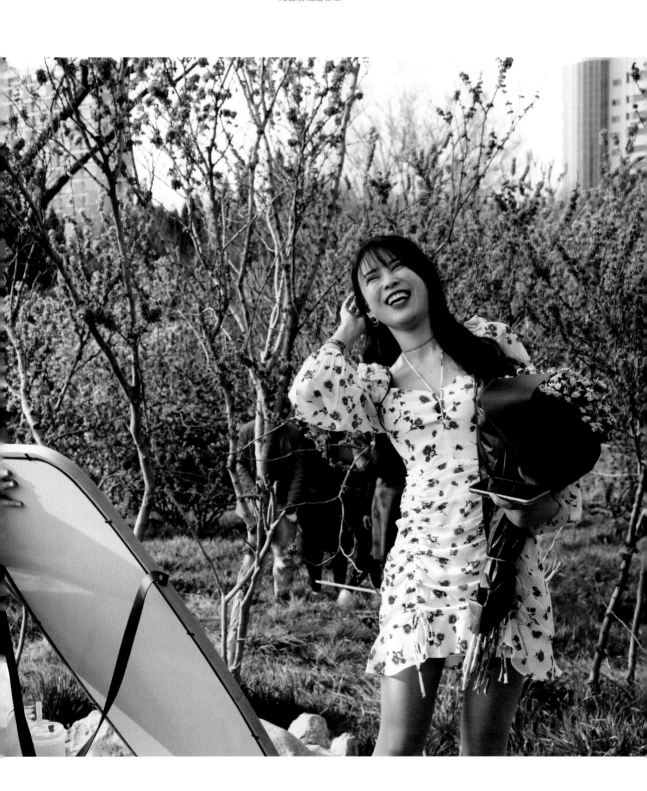

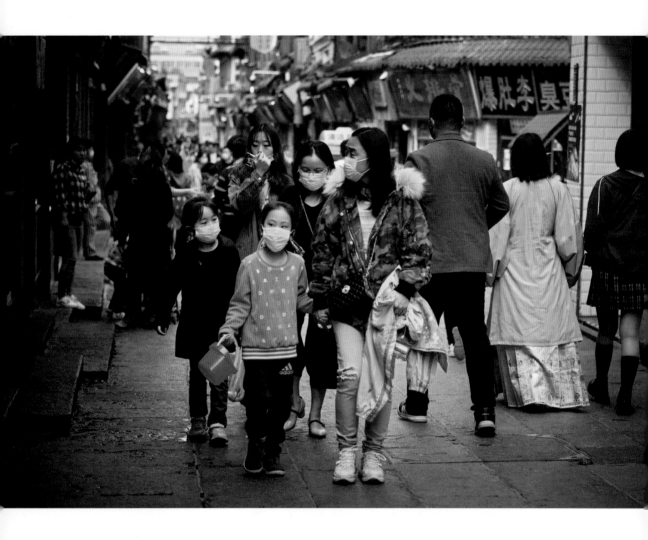

逛吃

3 月 24 日，济南商业中心区已全部恢复营业，可以
"逛吃"的日子又回来了。（摄影 / 张健）

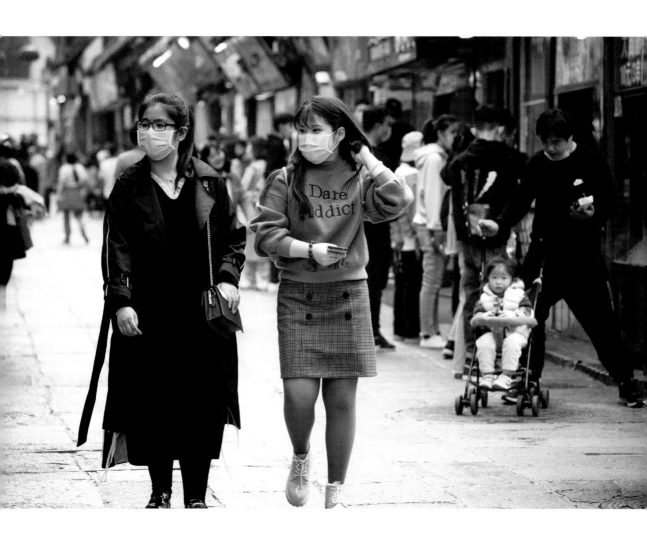

　　3 月 24 日，"暂停" 46 天后，重新开街的芙蓉街
逐渐恢复昔日的喧哗。（摄影／张健）

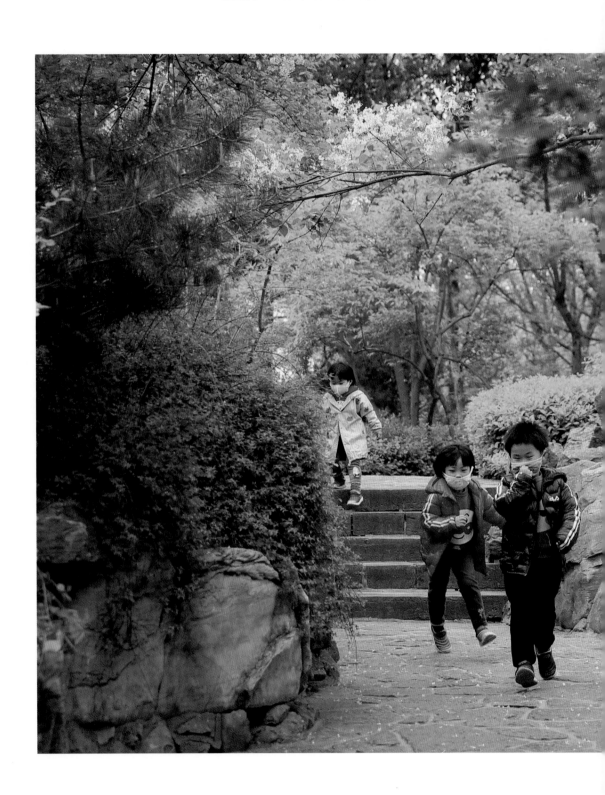

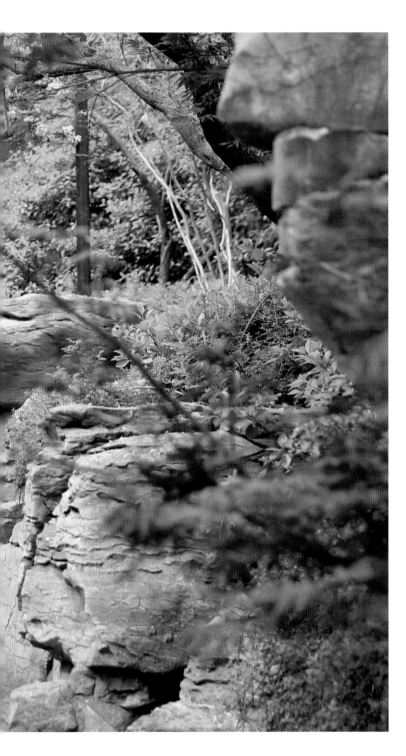

寒冬已去，春暖花开。（摄影／杨超）

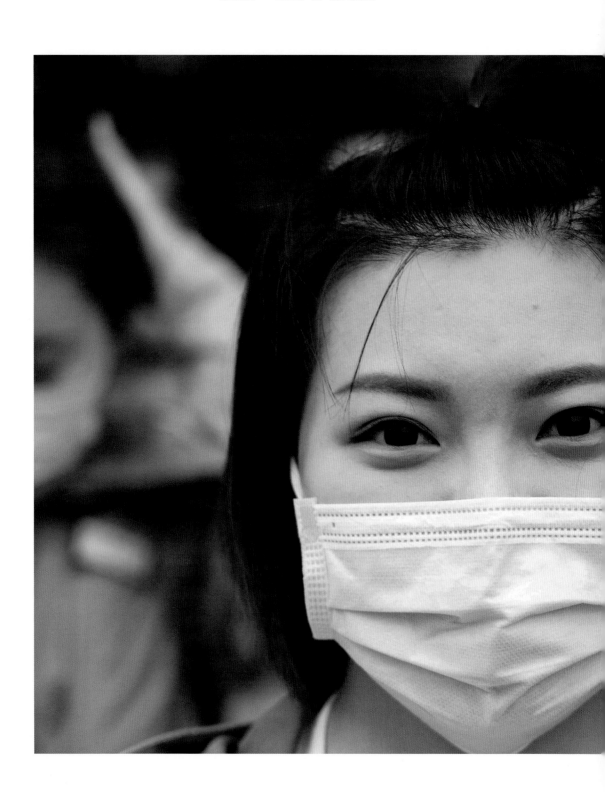

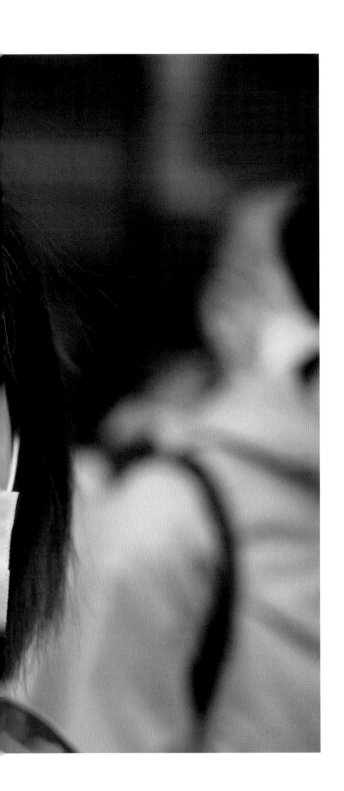

让我看清你的脸

现在，人们终于等到了她们脱下战袍的这一刻，看到了她们的眼睛，看见了她们的美丽。（摄影／才扬）

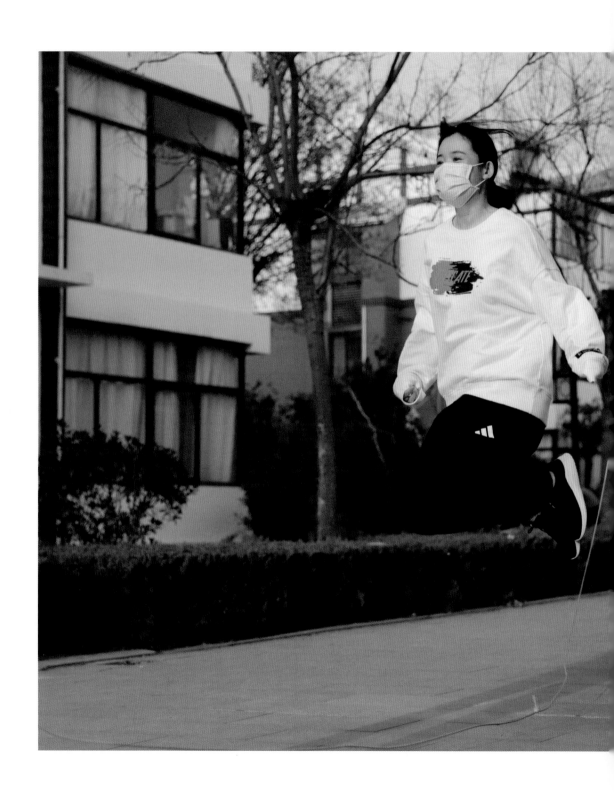

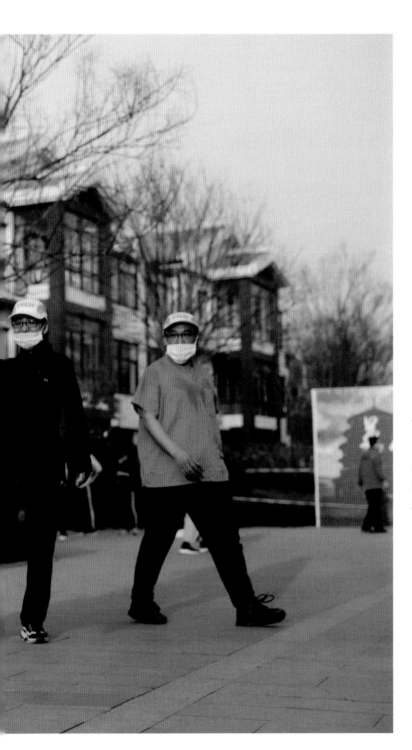

4月3日，返回济南的山东援助湖北医疗队队员进行14天隔离。离开"战场"的他们终于可以享受难得的轻松时光。（摄影／李洪振）

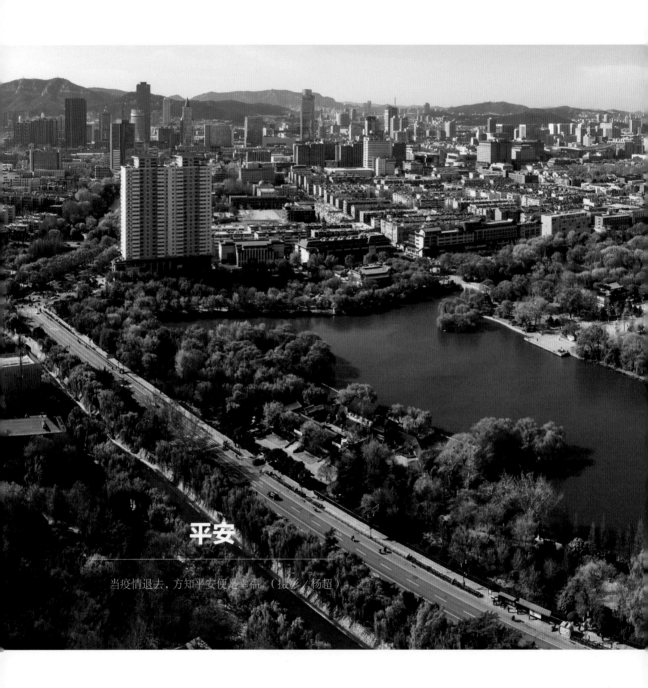

平安

当疫情退去，方知平安便是幸福（摄影／杨超）

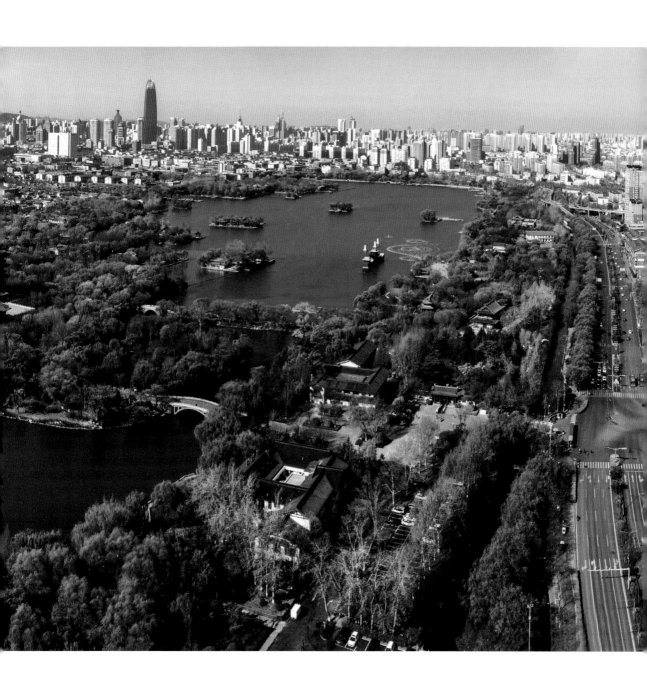

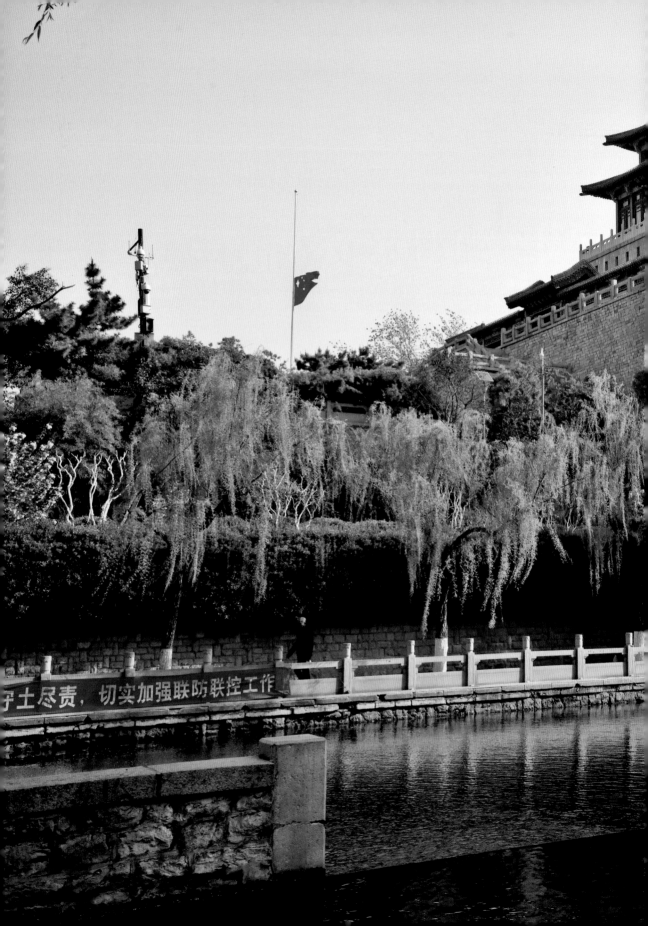

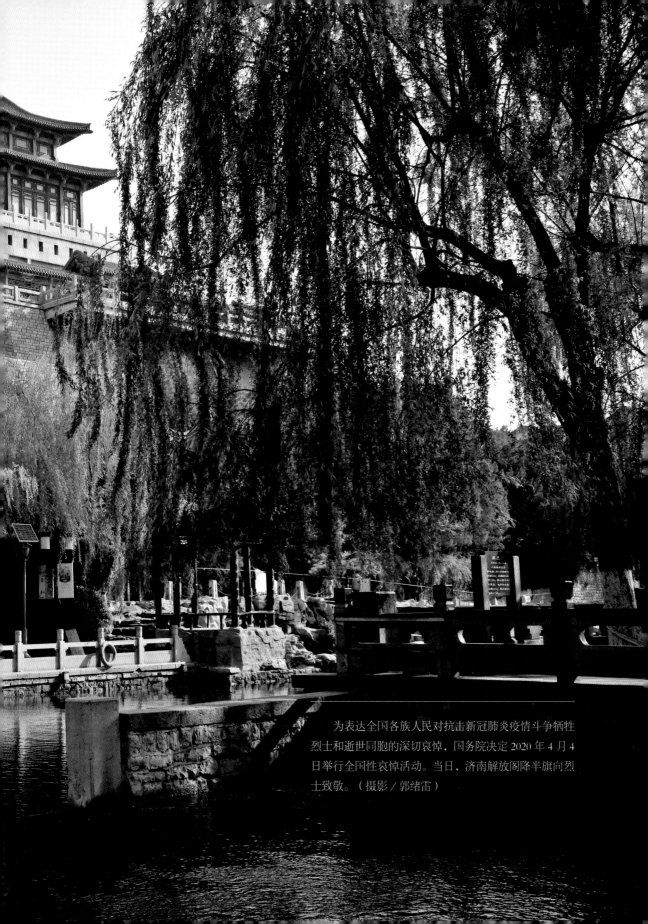

为表达全国各族人民对抗击新冠肺炎疫情斗争牺牲烈士和逝世同胞的深切哀悼，国务院决定 2020 年 4 月 4 日举行全国性哀悼活动。当日，济南解放阁降半旗向烈士致敬。（摄影／郭绪雷）

后记

新冠肺炎疫情暴发以来，山东全省人民在以习近平同志为核心的党中央坚强领导下，按照省委省政府部署，坚决贯彻"坚定信心、同舟共济、科学防治、精准施策"的总要求，万众一心、众志成城，谱写了一曲曲齐心鲁力、共克时艰的动人篇章。

为进一步做好山东抗击疫情宣传工作，我们编辑推出了《齐心鲁力——山东战"疫"全景录》，包括图书和数字出版两部分。图书主要包括《齐心鲁力——新华社山东分社战"疫"报道集》《这就是山东——山东战"疫"纪实》《群星闪耀——山东战"疫"群英谱》《战"疫"情——山东文艺工作者在行动》《刻骨铭心——山东战"疫"的永恒瞬间》《山东战"疫"实录——"学习强国"山东学习平台在行动》六个主题。数字出版紧紧围绕《这就是山东——山东战"疫"纪实》《群星闪耀——山东战"疫"群英谱》《战"疫"情——山东文艺工作者在行动》三个主题，充分发挥互联网和新媒体的传播优势，创新体裁，丰富形式，深度开发了1个微博主话题、1幅7.2米手绘长卷（含静态版、视频版）、25个视频、8集动画、8组86张主题海报、4幅手绘插画等内容。

图书和数字作品从不同角度、不同侧面，全景式地展现了勇往直前、永不服输、敢于胜利的山东力量，体现了守望相助、同舟共济、无私奉献的山东精神。许多作品先后在新华社、人民日报、微博、微信、抖音、快手、爱奇艺、新浪、腾讯、网易等30余家媒体及网络平台传播，引起了强烈反响。

项目由省委宣传部牵头，山东出版集团组织实施，省委网信办、大众报业集团、省文联、省文旅厅、省卫健委、山东广播电视台、山东工艺美术学院等部门单位均给以大力支持和帮助，在此一并表示感谢。局限于时间、条件、能力等原因，书中不妥之处，敬请读者见谅。

编者